いまこそ学ぼう
CBCT
読像・診断のマスターガイド

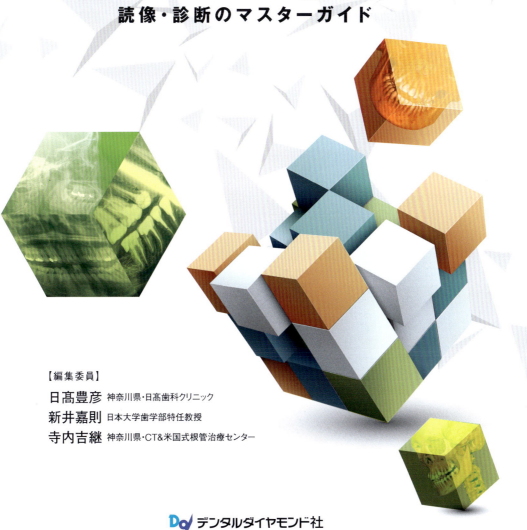

【編集委員】
日髙豊彦 神奈川県・日髙歯科クリニック
新井嘉則 日本大学歯学部特任教授
寺内吉継 神奈川県・CT&米国式根管治療センター

デンタルダイヤモンド社

刊行にあたって

2016年10月の調査[1]によると、CBCT（コーンビーム CT，DVT）を保有していると回答した個人、法人立歯科診療所の割合は15.2%に達している。CBCTはインプラント治療のみならず、歯内療法、歯周治療、保存修復、口腔外科、矯正、補綴といった歯科治療全般に臨床応用され、精密で細かな単位での診断が要求される歯科において、その有効性は広く認識されてきていると思われる。

しかし、この極めて高度な医療機器を最大限使いこなすには、撮影、読像、診断、治療計画の立案、患者説明などにおいて、画像撮影技術や診断技術の研鑽など幅広い知識が必要だと思われる。そこで本増刊号では、第一線で活躍されている研究者や臨床医に、一般臨床医がCBCTを使用し、自身の臨床に最大限活用するために知っておくべきポイントをピックアップし、詳しく解説していただくことで、CBCT活用の"ガイド"となることを目的とした。

第1章ではCBCTの基礎、撮影と読像のポイント、第2章ではインプラントなど口腔外科領域における臨床での活用法、第3章では歯内療法、第4章では歯周治療、矯正治療、修復治療など幅広くCBCTを利用した臨床を供覧し、デジタルデータならではのさまざまなコンピュータシステムとの繋がりにも触れる構成とした。

本書が、多くの歯科臨床にCBCTを役立てていただける一助となれば幸いである。

1）日本歯科医師会，日本歯科総合研究機構：歯科医業経営実態調査の集計と分析（個人・法人立歯科診療所―平成28年10月調査―．2017．

2018年3月
編集委員一同

CONTENTS

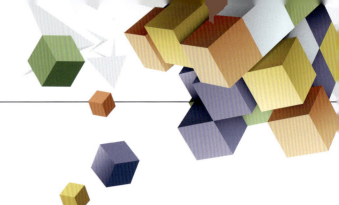

1章 CBCTの基礎

1. **CTの歴史とその仕組み** …… 10
   新井嘉則（日本大学歯学部特任教授）

2. **CTの分類 ―CBCT・医科用CT・MRIの特徴・長所・短所―** …… 16
   森本泰宏　田中達朗　鬼頭慎司（九州歯科大学　歯科放射線学分野）

3. **被曝線量とその低減方法** …… 24
   佐藤健児（日本歯科大学生命歯学部　歯科放射線学講座）

4. **撮影の基礎と実践テクニック** …… 28
   荒木和之（昭和大学歯学部　口腔病態診断科学講座　歯科放射線医学部門）

5. **CBCT画像と解剖像の比較と誤差** …… 34
   佐藤巖（日本歯科大学生命歯学部　解剖学第1講座）　浅海利恵子（日本歯科大学生命歯学部　歯科放射線学講座）

6. **読像の基礎** …… 44
   浅海利恵子（日本歯科大学生命歯学部　歯科放射線学講座）　佐藤巖（日本歯科大学生命歯学部　解剖学第1講座）

7. **国内で流通しているおもなCBCT機器** …… 50

2章 口腔外科でのCT活用

1. **インプラント治療におけるCBCTの活用** …… 60
   日髙豊彦（神奈川県・日髙歯科クリニック）

2. **歯科小手術におけるCBCTの活用と注意点** …… 66
   中岡一敏　濱田良樹（鶴見大学歯学部　口腔顎顔面外科学講座）

3章 歯内療法でのCT活用

1. **CBCTを用いた歯内療法の診査・診断** … 78
   寺内吉継 （神奈川県・CT&米国式根管治療センター）

2. **外科的歯内療法のためのCBCT ―外科処置を成功させるGPS―** … 98
   Samuel Kratchman （米国・ペンシルバニア州開業／ペンシルバニア大学歯学部准教授）

3. **CBCTが有用な歯内歯の根管治療** … 108
   小松 恵　興地隆史 （東京医科歯科大学大学院医歯学総合研究科　口腔機能再構築学講座　歯髄生物学分野）

4. **CTガイドシステムを用いた動的アクセス形成** … 112
   L. Stephen Buchanan （米国・サンタバーバラ開業／DEL Endo, Santa Barbara CA）

5. **CBCTで検出された不顕性病変に対する歯内治療で掌蹠膿疱症が改善した一例** … 118
   渡辺 聡　興地隆史 （東京医科歯科大学大学院医歯学総合研究科　口腔機能再構築学講座　歯髄生物学分野）

4章 CT画像を活用した診断&施術

1. **CBCTによる歯周病の3次元的診断&施術** … 126
   金子 至　金子 創 （長野県・金子歯科医院）

2. **矯正治療の前後変化を3次元分析で解析した一症例** … 132
   高井基普 （東京都・プレミアムデンタルケア恵比寿・代官山）　任 剛一 （東京都・オーラルデザイン下北沢・矯正歯科）

3. **包括治療における補綴・修復処置でのCBCT活用法** … 142
   中村茂人 （東京都・デンタルクリニック アレーズ銀座）

4. **CTダブルスキャンを応用したCAD/CAMデンチャーのデジタルリリーフ** … 154
   高橋和也　脇 拓也　大久保力廣 （鶴見大学歯学部　有床義歯補綴学講座）

5. **デジタルが可能にするコンピュータガイデッドサージェリー** … 160
   千葉豊和 （北海道・千葉歯科クリニック）

ブックデザイン：和歌月悦子

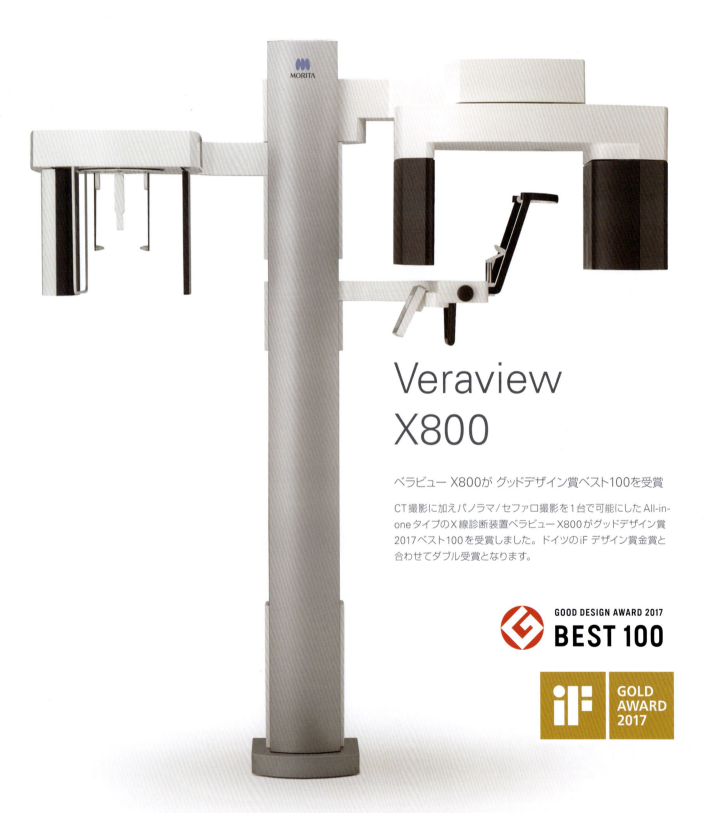

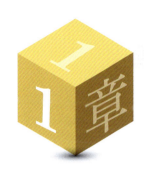

CBCTの基礎

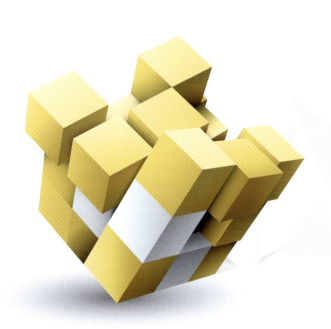

CBCTの基礎

1-1 CTの歴史とその仕組み

新井嘉則　Yoshinori ARAI
日本大学歯学部特任教授

歯科用CBCT開発の歴史

　生体の横断像を撮影する回転横断撮影法は、高橋信次らが1940年代後半に開発した。その後、1960年代にイギリスのビートルズが大ヒットし、レコード会社のEMI社の資金を得て1972年にComputed Tomography（以下、医科用CT）がHounsfieldによって開発された[1]。

　わが国では、東京女子医大に一号機が輸入された。これによって、脳の断層画像を得ることが可能となり、初めて脳梗塞や脳出血の診断が行えるようになり、医学に大きな進歩をもたらした。日本人の平均寿命を大きく延ばした一つの要因となった。

　一方、歯科では1950年代にPateroや西連寺永康らによって曲面断層撮影装置の一つであるオルソパントモグラフィーが開発された。歯科特有の撮影法として、現在も多用されている。これは、原理的に高橋らの装置に近似していた。

　さらに、1980年代に入ると、歯科大学附属病院に医科用CTが導入されるようになり、頭部の交通外傷や顎に発生した悪性腫瘍、広範囲の炎症の診断に威力を発揮した。その後、豊福不可依らによって歯科用CTの基礎研究が行われた（**図1**）[2]。

　1998年にMozzoらは、頭部に特化した歯科用cone beam CT（以下、CBCT）の開発を行った（**図2**）[3]。この装置は、医科用CTと同様に患者を仰臥させて撮影を行うものであった。医科用CTと比較して軟組織のコントラスト分解能は低かったので、腫瘍や炎症などの軟組織を中心とした疾患の診断には適さなかった。

　しかしながら、コントラストの高い頭部の硬組織を3次元的に観察することが可能となり、顎骨部の骨折やインプラントの治療計画の立案などに有効であった。また、医科用CTよりも低コストであったことから、歯科医院にも導入可能となり、大きな福音をもたらした。

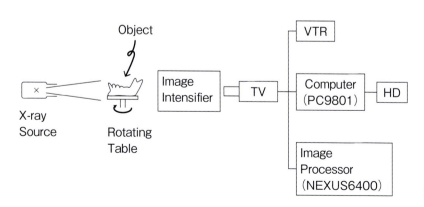

図❶　CBCTの基礎実験（1986年）（参考文献[2]より引用改変）

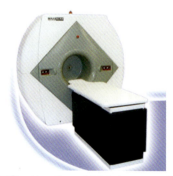

図❷　NewTom 9000（Newtom社ホームページより引用）。世界初の仰臥するタイプのCBCT（1988年）（参考文献[3]より引用）

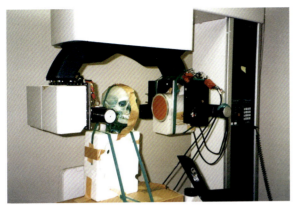

図❸ CBCT の試作機（1996年）

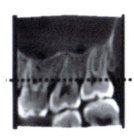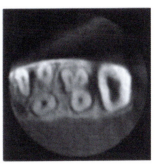

図❹ 小照射野 CT の画像（1999年）（参考文献[4]より引用）

　近年では、より低被曝で撮影できる装置も開発され、矯正や補綴領域でも使用されるようになってきている。

　もう一つの歯科特有の撮影法として、口内法X線撮影が行われている。これは、たいへんユニークな撮影方法で、医科歯科を通じて唯一、生体内（口腔内）にフィルムを置いて撮影する方法である。被写体に近接した場所にフィルムを置くことで、非常に高い解像力が得られた。これによって、根管や歯根膜腔などの微細な構造を診断している。

　しかしながら、重積像であるために複雑な根管の形態を正確に診断することは難しかった。3次元画像を得るために医科用 CT の応用も試みられたが、1990年代の装置では、これらの微細な解剖学的構造を観察することはできなかった。

　そこで、歯科に最適化された CT の開発が待望されていた。微細な構造を観察するには、空間的な解像力を高める必要があった。そのためには、画素サイズを小さくして画素数を多くする必要があった。また、高密度の情報を得るために、被曝線量を高くする必要があった。さらに、画像を再構成するために計算時間も指数関数的に増加した。これらのことから、口内法X線撮影に相当するような解像度の高い歯科用 CT の開発は不可能と考えられていた。

　医科用 CT は被写体全体にX線を照射し、その投影データを収集しなければ各画素の正確なX線吸収率（CT 値）画像が得られない。すなわち、歯1本の画像を得る場合でも、頭部全体にX線を照射して投影データを収集する必要があると考えられていた。

　これに対して、直径4 cm、高さ3 cmの口内法フィルムに相当する範囲に限定してX線を照射し、投影データを得る"小照射野高解像度歯科用 cone beam CT"が、1990年代後半に新井らによって開発された（図3）[4]。これによって、低被曝で高い解像のある断層画像が得られるようになった（図4）[5]。この装置は原理的に、不完全な投影データしかもっていないために、正確な CT 値を求めることはできなかったが、歯科では歯や骨といった、高コントラストの被写体を観察するので十分に実用になった。

　1997年から日本大学歯学部付属歯科病院で臨床研究が行われた。この技術は日本大学からモリタ製作所へ技術移転され、2000年には歯科・頭頸部用小照射野 X線 CT 装置という新しい薬事のカテゴリーが創設され、その第1号の承認を得て、臨床に本格的に応用されるようになった（図5）。

　2002年には日立メディコ、朝日レントゲン工業が CBCT を発売し（図6）、黎明期を迎えることになった。さらに多数の機種が多くのメーカーから供給されるようになった。

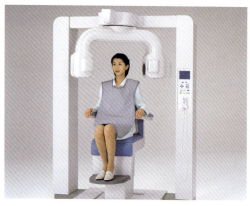

図❺ 歯科・頭頸部用小照射野X線CT装置の薬事承認第1号（2000年）。3DX multi image micro CT（モリタ製作所）

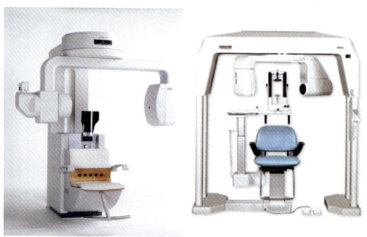

図❻ 黎明期の歯科用CT（2002年）。左：CB MercuRay（日立メディコ）（昭和大学歯科病院矯正歯科ホームページより引用）、右：PSR9000（朝日レントゲン工業）（朝日レントゲン工業ホームページより引用）

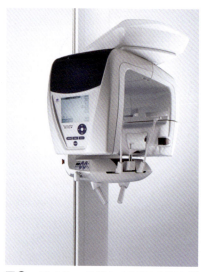

図❼ パノラマX線とCBCTの複合機（2007年）（モリタ製作所ホームページより引用）

　前述のCBCTは専用機であるために、歯科医院に設置するにはパノラマX線用のX線室とは別に専用のX線室を設ける必要があった。この問題を解決するために、2007年に従来のパノラマX線装置にCBCTを搭載した複合機が開発された（図7）。これによって省スペース化が実現し、普及が進んでいった。

　2012年には国民健康保険に収載され、広く利用されるようになり、埋伏歯の抜歯や根尖病変および顎関節症などの診断・治療に福音をもたらした。

　広く利用されるに至り、2017年には累計で約16,000台のCBCTが稼働し（アールアンドディ歯科機器・用品年鑑 2017年版より）、年間22万回前後の検査が実施されていると推定されている（平成27年度社会医療診療行為別調査より）。

　以上のように、CBCTは"広範囲を撮影する装置"と"狭い範囲を高い解像力で撮影する装置"の2つの潮流があったが、両者を1つの装置で実現する次世代の複合機も開発された（図8）。

CBCTの仕組み

1．装置の構成

　CBCTは図8に示すように、X線管球と2次元のFPD（Flat Panel Detector）がアームで懸垂されていて、このアームが頭部の周囲を回転し、180°あるいは360°方向からの投影画像を256〜512枚程度収集し、それをコンピュータで画像再構成を行う。X線は矩形絞りでトリミングされ、必要

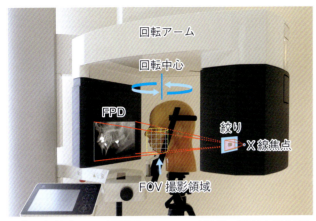
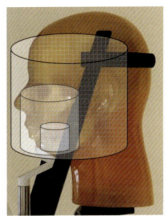

図❽　歯科用CTの原理図。Veraview X800（モリタ製作所）

図❾　FOVの大きさ。小さいほど、被爆線量が少なく画像が先鋭である

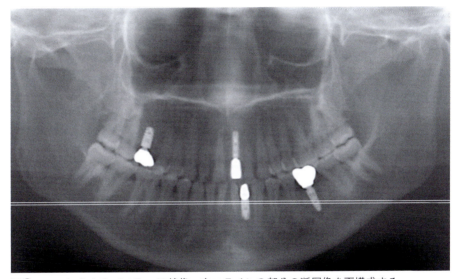

図❿　ファントムのパノラマX線像。白いラインの部分の断層像を再構成する

な撮影範囲FOV（Field Of View）に対応した大きさとなる。

図9に示すように、歯・顎骨・顔面領域によってFOVは選択される。一般に、小照射ほど低被曝で高画質となるので、目的に応じたFOVを選択する必要がある。

2．画像再構成の仕組み

画像再構成にはいくつかの方法があるが、代表的なフィルター逆投影法（Filtered Back Projection）について説明する。

ここでは軸位断面の1例として、**図10**に示すファントムのパノラマX線像の白線で示す部分の再構成を行う。**図11**の左上に投影画像の1例を示す。**図11**の白線部分を再構成する領域とする。この部分を平面に逆投影する。直線状の投影画像が左下のように得られる。

次に、**図12**に示すように4方向から、前述と同様の逆投影を行う。チェック模様のような画像が得られる。

この投影方向を**図13**の上段に示すように、16方向・64方向・256方向と増加させることで、徐々に断層像が再構成されていく。しかし、256方向から逆投影した画像でもボケがあり、実用的な画像とはいえない。

そこで、より先鋭な画像を得るために、図11の左上の投影画像に対してフィルター処理を行い、

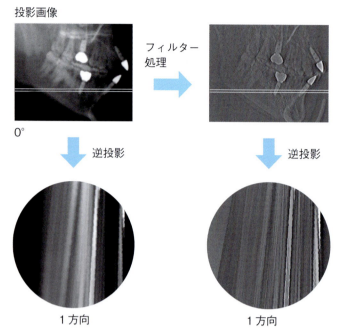

図⓫ 投影画像と逆投影（1方向）。左は単純な逆投影、右はフィルター処理をして逆投影を行った

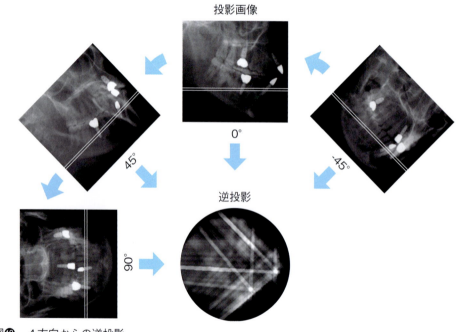

図⓬ 4方向からの逆投影

右上に示すように輪郭を強調した画像を得る。その後、前述と同じように逆投影画像を重ねていく。

図13下段に示すように投影方向が少ないときは"白いライン"と"黒いライン"が錯綜しているように観察させるが、投影方向を増加させることで先鋭な画像が再構成されていく。輪郭を強調したラインが目的とする部分に集中することで、ボケの少ない画像を再構成していく。また、その周辺にあった"白いライン"と"黒いライン"は、投影方向が増加するにしたがって双方が中和され、

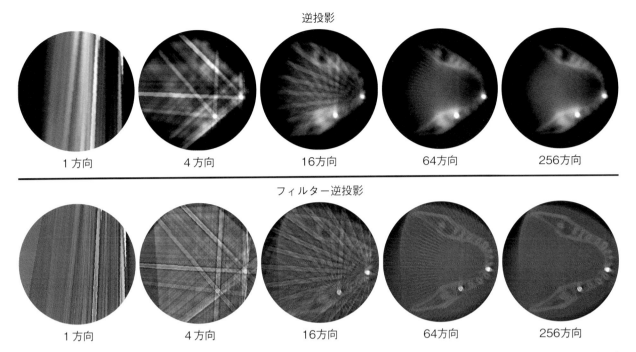

図⓭ 投影方向数と断層像。上段は単純に逆投影を増加させた場合、下段はフィルター処理をして逆投影した場合。投影数が増加することで、白い線と黒い線が目的部位に集中し、周辺部ではそれらが相殺し合うことで先鋭な画像が得られる

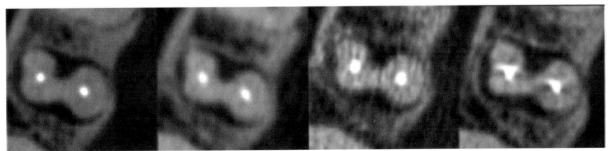

図⓮ アーチファクトの一例。機種によって、さまざまなアーチファクトが生じる（参考文献[5]より引用改変）

お互いが相殺されることで画像上には観察されないようになる。しかしながら、その中和が何らかの原因で完全に行われないと、放射状の偽画像（アーチファクト）として残存してしまう。

図14に示すように、装置によってさまざまなアーチファクトが生じる[5]。これは、機械的な運動精度やさまざまな補正が不十分であるために、前述の中和が不完全であるために生じると考えられる。

このように、機種によって画像が異なるので、留意が必要である。

【参考文献】
1) Hounsfield G: Computerized transverse axial scanning (Tomo-graphy) Part 1 Description of system. Br J Radiol, 46: 1016-1022, 1973.
2) Fukai Toyofuku, et al.: fluoroscopic Computed tomography: An Attempt at 3-D Imaging of Teeth and Jaw Bones. Oral Radiol, 2: 9-13, 1986.
3) Mozzo P, Procccacci A, et al.: A new volumetric CT machine for dental imaging based on the cone-beam technique: preliminary results. Eur Radiol, 8: 1558-1564, 1998.
4) Y Arai, E Tammisalo, K Iwai, K Hashimoto, K Shinoda: Development of a compact computed tomographic apparatus for dental use. Dentomaxillofac Radiol, 28: 245-248, 1999.
5) KF Vasocnceles, et al.: Artefact expression associated with several cone-beam computed tomographic machines when imaging root filled teeth. Int Endod J, Oct; 48 (10): 994-1000, 2015.

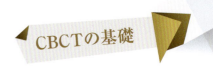

CT の分類
CBCT・医科用 CT・MRI の特徴・長所・短所

森本泰宏　Yasuhiro MORIMOTO　　田中達朗　Tatsuro TANAKA
鬼頭慎司　Shinji KITO
九州歯科大学　歯科放射線学分野

はじめに

　近年、医学分野の進歩は著しく、そのなかでも放射線学は、画像診断装置や放射線治療装置の開発に伴い大きなイノベーションが起きている領域である。その流れは歯科医療にも同様に訪れており、歯科放射線学の世界でも、Computed Tomography（CT）、Magnetic Resonance Imaging（MRI）、超音波検査、Positron Emission Tomography（PET）などが臨床応用され、病変の3次元的把握および機能的評価が行われている[1,2]。

　とくに、最近の統計で約16,000台が導入されているCBCTの登場は、歯科分野における大きな変化である。1990年代に新井嘉則先生（日本大学）により開発・臨床応用されたこの装置は、歯科医学に大きなイノベーションを起こしている。開発された後、数年で保険収載され、いまでは計算上約7～8歯科医院に1台の割合で導入されていることからもあきらかである。今後も、導入の割合は大幅に増加していくに違いない。

　したがって、われわれ歯科医師はこれらの機器を正しく利用し、的確な診断に結びつけていくことが求められている[1]。これまでの歯学教育は歯や歯槽骨に発症する疾患を中心に進んできた。そのため、同部の疾患に対して画像検査（おもには口内法やパノラマX線検査）を選択することは、多くの歯科医師が比較的得意である。しかし、CTやMRIとなると、教育を受けていない歯科医師が多数いるうえ、硬組織以外の対象については不慣れである。したがって、医科用CT、MRIなど軟組織をカバーする診断装置を適切に利用することに躊躇する方も多いだろう。

　本項でわれわれに与えられたテーマは、CTやMRIの特徴を説明し、臨床応用するうえで対象疾患や撮影部位ごとに選択する装置を適切に判断するための解説を行うことである。

　歯科医師は病変に併せて適切にCBCT、医科用CTおよびMRIを選択し、的確な診断に結び付けていかねばならない。それに加えて、被曝量を最小限度に抑えるように配慮する必要もある。そこで、本項では、口腔・顎・顔面領域に発症する各種疾患に対してオーソドックスな画像検査装置の選択基準について考えてみたい。

　歯科医師は撮影装置を選択する際に、その特徴を理解したうえで、疾患の発症部位および想定される疾患名を推定して決定することになる。はじめに、CBCT、医科用CT、MRIについて、それぞれの長所・短所を含めた特徴を解説する。次に、それを踏まえたうえで、部位および疾患ごとのそれぞれの臨床応用について概説する。

　部位については教科書をもとに、歯・歯周組織、上・下顎骨、頸部軟組織、唾液腺組織および顎関節の疾患に分ける[1]。疾患としては、大まかにう蝕や炎症性疾患を含む感染症、腫瘍や囊胞といった腫瘍性病変、外傷および先天性のものを含む全

表❶　CBCTと医科用CTの特徴比較

	CBCT	医科用CT
利点	・空間分解能（解像度）が高い ・歯および歯槽骨の状態を詳細に評価できる ・被曝線量が少ない（医科用CTの数十分の一） ・軽量で設置面積が小さい ・導入費用や維持費が比較的安い	・軟組織間の相違（軟組織コントラスト）を描画できる⇨軟組織間の区別を行うことができる ・CT値をもつため（準）定量性を有す
欠点	・軟組織描出能が低い 　⇨軟組織間の区別が困難 ・CT値がない 　⇨軟組織間の区別が困難 ＊単純X線画像のようにコントラスト画像として考える	・空間分解能（解像度）は歯科用CBCTに比較して若干悪い 　⇨検出器が320列のものはほぼ同様 ・撮影領域が小さくても被曝線量は多い ・重量感で設置面積が広い ・導入費用や維持費が高価なものがある

身疾患に分け、そのなかでも炎症性病変と腫瘍性病変について説明する[1]。

また、画像装置を選択するためには、医療面接、視診、触診、血液検査などを適切に評価することがまず重要であると理解していただきたい。

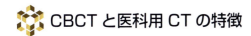 CBCTと医科用CTの特徴

医科用CTは、1972年にCormak博士とHounsfield博士の手によって世に送り出され、多方面からX線を投影することにより、内部の軟組織を断層面として描出することに成功した[3]。しかし、歯や歯周組織はその対象があまりに小さいため、詳細な断層画像としての描出には難があった。1990年代に新井先生がパノラマX線撮影装置を改良し、解像度が高く、歯や歯周組織の断層画像を詳細に描出できる装置を開発した[4]。開発するうえで目標としたことは、高い空間分解能をもつこと、撮影時間が短いこと、被曝量が低いことおよび装置が小型であることであったといわれている。

したがって、CBCTと医科用CTの特徴を考えるうえで、この歴史的な流れと装置製作の目標を把握すると容易に理解できる。CBCTと医科用CTとの特徴を、表1に示す。CBCTと医科用CTにおける共通の利点は、さまざまな構造物の重複を避けることである。口内法X線画像、パノラマX線画像の問題点は、3次元空間を2次元画像として描出するためにさまざまな構造物が重複してしまう点である。CBCTおよび医科用CTでは、撮影対象を多方面からX線投影することにより、内部構造のX線吸収値を算出し、それらに色付けして断層像として表示する。したがって、解剖学的構造物の重なりを避けて描画できる。同時に、X線の吸収程度はデータとしてコンピュータ内に蓄積されているため、さまざまな断層面や硬組織のみを立体的に表示することもできる。

CBCTが医科用CTを凌駕する大きな利点は、空間分解能（解像度）が高いことである。これは、CBCTのピクセルサイズが小さいため（最小で約0.1mm）である。したがって、歯の微細構造や歯槽骨の骨梁構造といった歯科医療に必要な、微細な評価を行ううえで有効となる。具体的には、歯冠、歯根、根管、歯根膜腔、歯槽骨および周囲正常構造物を詳細に描出してくれる（図1）。実際、CBCTにより上顎第1大臼歯の根管数を描出することが可能である（図2）。それ以外にも、骨梁構造の描出も医科用CTより詳細に描出できる（図1）。ただし、最近開発されたmulti-detector raw（MD）CTでは、ピクセルサイズがCBCTと同レベルとなり、検出器が多いCTであれば、両装置の相違が非常に縮まってきている。

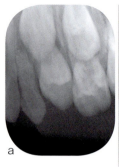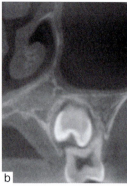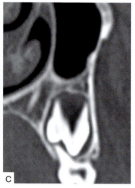

図❶　a：口内法X線画像、b：CBCT 冠状断像、c：医科用CT。CBCTは口内法X線画像に比較して構造物の重複を避けることができ、歯の構造および歯槽骨の骨梁を詳細に描出できる。一方、医科用CTは、構造物の重複は避けることができるが、CBCTと比較すると歯や骨梁構造の描出における詳細性は若干低い

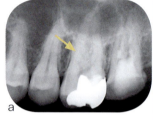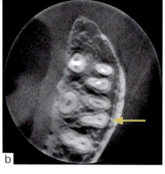

図❷　a：6領域の口内法X線画像、b：CBCTの軸位断像。口内法X線画像では、上顎左側第1大臼歯の根管数は判断できない（矢印）。一方、CBCT画像では2根管であることが確認できる（矢印）

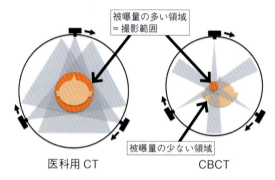

図❸　CBCTは医科用CTより被曝量が少ない

　次に、CBCTが医科用CTよりも有利な点は、被曝量が少ないことである。撮影領域が狭い場合ではその程度は顕著になる。たとえば、4×4cmの撮影領域におけるCBCT撮影では、パノラマX線撮影での被曝量（約0.05mSv）とほぼ同様と考えられている[5]。その理由は図3に示すように、医科用CTの場合、その撮影対象の領域が限られていても、X線の吸収値を算出するために撮影領域は被写体の断層領域全体が必要となるが、CBCTでは対象領域のみが撮影領域となるからである。また、CBCTは管電圧が80kVp程度だが、医科用CTでは120kVp程度となるため、同一の撮影領域であっても被曝量はCBCTが小さくなる。最近では、X線の発生を間欠的に行って撮影する方法も応用され、被曝の低減化が進んでいる。ただし、CBCTでも頭蓋全体を関心領域に設定した場合、重複して曝射される領域は医科用CTによるものとほぼ同程度となり、被曝量の差は小さくなる[5]。したがって、CBCTを臨床応用するうえで撮影領域の設定には、注意が必要である。

　3点目は、医科用CTの場合、広い設置面積が必要であることが挙げられる。医科用CTを設置する場合、歯科医院のかなりの床面積が占拠されることになる。その点、CBCTはパノラマX線撮影装置を改良して製作されたことからもわかるように、狭い面積にも設置できる。

　さらに、CBCTの設置が急速に進んでいる一要因として、導入費用の低下が挙げられる。とくに、パノラマX線撮影装置との併用タイプは低価格であり、導入増加の大きな一翼を担っている。

　一方、医科用CTがCBCTよりも有利な点としては、軟組織間の区別が可能であることが挙

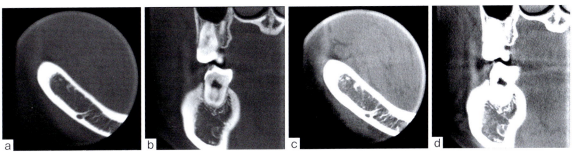

図❹　a：下顎右側臼歯部のCBCTの軸位断像。b：冠状断像。c，d：a，bをそれぞれ画像処理して軟組織を明瞭化したもの。CBCTを画像処理し、軟組織を明瞭化したものでは、軟組織間の違いを評価することは難しい

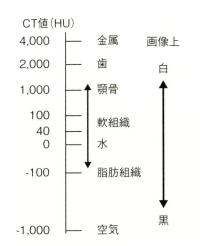

図❺　人体のおおよそのCT値

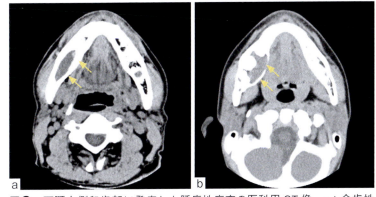

図❻　下顎右側臼歯部に発症した腫瘍性病変の医科用CT像。a：含歯性嚢胞で内部CT値は25HU、b：エナメル上皮腫で内部CT値は60HU

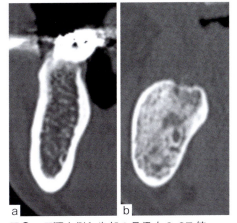

図❼　下顎右側臼歯部の骨梁内のCT値
a：CT値200HU程度であり、正常な骨梁
b：CT値800HU程度であり、硬化した骨梁

げられる。また、水のX線吸収値を0 Hounsfield Unit（HU）として空気を-1,000HUとした際に得られるCT値（準定量値）を、各ピクセルがもつことも挙げられる。CBCTは軟組織と硬組織間の区別は可能であるが、軟組織間の相違を評価することは難しい（図4）。CT値は準定量値であるが装置間の相違も低いことから、X線吸収値の大まかな値として評価することができる。この値を算出することにより、病変の組織構造を想定することが可能となる（図5）。代表的なものとして、CT値が0〜40HU程度であれば、病変内部は液性成分の貯留だと想定できる。一方、40HU以上で60HU程度であれば、充実性の腫瘍性病変を疑うことになる（図6）。歯科用インプラント治療の術前検査における骨質の評価でも、CT値によって骨量の程度を知ることが可能である（図7）。しかし、CBCTにはCT値がなく、その数値によって病変の質的診断を行うことができない。したがって、軟組織発症の病変が疑われる際や、顎骨内部でも質的診断が必要な場合には、医科用CTにて評価を行うべきである。

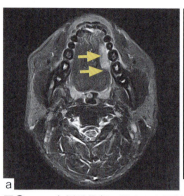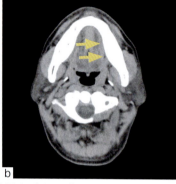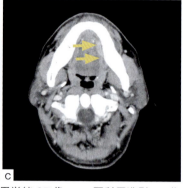

図❽　a：左側舌縁部に発症した悪性腫瘍（舌がん）のMRI像、b：医科用単純CT像、c：医科用造影CT像。MRI像では、左側舌縁部の腫瘍は異なった信号で認められる（矢印）が、医科用単純CT像ではほぼ描出できない（矢印）。ただし、医科用造影CT像では腫瘍部分に造影効果を認め、描出できている（矢印）

表❷　CT、MRIの特徴

	医科用CT	MRI
利点	・空間分解能に優れる ・再現性が比較的高い ・骨・石灰化物の描出に有用 ・短時間の撮影ですみ、緊急患者にも有用	・X線被曝がなく、非侵襲的 ・任意の断面の撮像が可能 ・組織分解能が高い ・金属、骨、空気からのアーチファクトが少ない ・血流情報や脳の機能情報などを得ることも可能
欠点	・X線被曝がある ・金属、骨、空気からのアーチファクトが大きい ・組織分解能はMRIに比べると低い ・造影時にヨード造影剤の副作用がある	・撮影時間がCTに比べて長い（動きに弱い） ・検査対象に制限（ペースメーカー装着者、動脈瘤のクリップなどの患者）がある ・皮質骨や石灰化の描出が不良 ・現時点では、空間分解能がCTより劣る

医科用CTとMRIの特徴

　医科用CTとCBCTは、ともにX線吸収値の違いを利用することによって人体内部の構造を非侵襲的に描出する。一方で、MRIは核磁気共鳴現象を応用することにより、CTとはまったく異なった原理で人体の内部構造を画像化する。したがって、MRIはCTとは違った画像を表す（図8）。

　医科用CTとMRIの特徴を比較したうえで、それぞれの利点・欠点を表2に示す。MRIが医科用CTよりも大きく有利な点として軟組織間のコントラスト分解能が高いことが挙げられる（図8a）。わかりやすい言葉で示すと、脂肪組織と筋肉、顎下腺とリンパ節といった各組織を異なった色で表すことに長けている。これは、病変に対しても同様であるため、その描出が容易になる。正常構造物のなかに異なった性質をもつ疾患が存在した場合、医科用CTではX線吸収値に差異が少ない場合でも、MRIではまったく異なった描画を可能にする。したがって、MRIは軟組織に発症した病変を医科用CTよりも的確に描出することが可能である。

　口腔がんの描出は医科用CTでは難しいことも多いが、MRIはおおいに力を発揮する。舌がんの描出についてはとくに有効である。その際、医科用CTでは歯科用金属によるアーチファクトの影響が強く、病変の描画がまったく不可能になることも多い。しかし、MRIでは金銀パラジウム合金からの磁化率アーチファクトは少なく、医科用CTよりも低い（図9）。MRIでも、ニッケルクロムや磁性アタッチメントのキーパーが存在すると、強いアーチファクトが誘発されるため、周

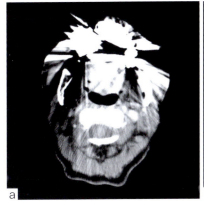
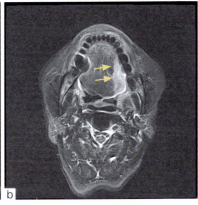

図❾ a：歯科用金属によるアーチファクトを表す医科用CT像、b：MRI像。医科用CT像では金銀パラジウム合金の周囲に線状の高吸収域とその周囲に低吸収域を認める。一方、MRI像では金属によるアーチファクトは弱く、舌の悪性腫瘍が描出できている（矢印）

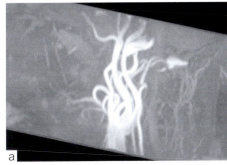
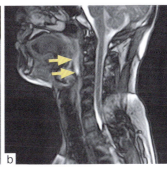

図❿ a：MR angiography像、b：cine-MRI像。MR angiography像では造影剤を使用することなく外頸動脈の枝を描出できる。Cine-MRI像では生理食塩水の移動を非造影下で描出できる（矢印）

囲組織までまったく描画できなくなることに注意しなければならない。

医科用CTでは、組織間コントラスト分解能が低いことを補うため、造影剤を用いて病変の描出を助ける工夫をすることも多い。しかし、その際に使用される造影剤の主成分はヨードであり、アレルギー反応による副作用が発症しやすい。MRIの造影剤における主成分はガドリニウム（Gd）が用いられ、その投与量が少ないこともあり、ヨードに比較して副作用は極めて低い。

また、MR angiographyを用いることで、造影剤を使用することなく血管を描出できる（図10）。さらに、functional MRIを用いることで、咬合状態や発音状態を中枢神経のレベルで評価することも可能である。加えて、最近の研究では、cine-MRIを用いて摂食・嚥下機能を非侵襲的に描出することも可能になっている（図9）。

一方で、医科用CTはMRIよりも短時間での撮影が可能なため、緊急時や意思疎通が困難な患者にも応用できる。撮影時間としては医科用CTが頭頸部のみであれば数十秒で行うことができるのに対し、MRIは数十分程度を要する。体動はアーチファクトの大きな原因となるため、医科用CTよりもMRIのほうがその影響が大きいといえる。さらに、MRIではペースメーカーの装着、動脈瘤の止血クリップなど、検査対象に制限があるが、医科用CTではそのようなものがほとんどない。したがって、この部分でも、緊急時の撮影に対する汎用性が高いといえる。

病変の描出において、医科用CTがMRIより優位である点は大きく2つ挙げられる。1つ目は、骨や石灰化物といった硬組織の描出を行うことができる点である。MRIでは硬組織からは信号が得られない。そのため、硬組織は基本的に無信号となる（図11）。一方、医科用CTでは硬組織は高いCT値を示すため、画像上は高密度構造物として認められる。とくに、唾石や静脈石のように比較的小さい石灰化物は、MRIでは空間分解能が低いことと相まって、描出できないことも多い。その点、医科用CTでは1mm程度の大きさのもの

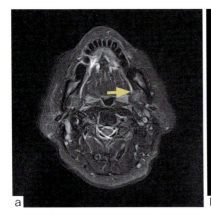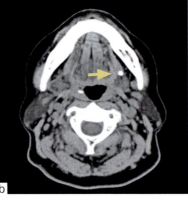

図⓫　a：左側唾石症患者の顎下腺レベルのMRI像、b：医科用CT像。医科用CT像では左側顎下腺体管移行部に高密度構造物を認める（矢印）が、MRI像では描出できない（矢印）

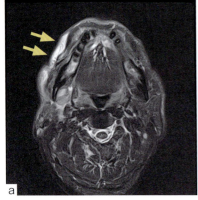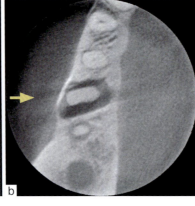

図⓬　a：下顎右側臼歯相当部の蜂窩織炎におけるMRI像、b：CBCT像。MRI像では下顎右側臼歯部軟組織に腫脹、不明瞭化を認める（矢印）。一方、CBCT像では同部にあきらかな異常は認めない（矢印）

でも、石灰化物であれば描出できることが多い。

　2つ目は、医科用CTのほうがMRIよりも空間分解能が高い点である。ピクセルサイズは医科用CTでは512×512dpiのものが多数であるのに対し、MRIでは256×256dpiであることが多い。その理由は、医科用CTがX線を用いるのに対し、MRIは核磁気共鳴現象を応用した信号を取得して画像化するため、ボクセルサイズがあまり小さくなると、画像化に必要な信号を得られなくなるからである。

疾患部位による画像検査の選択法

　前述のとおり、口腔・顎・顔面部に発症した疾患を診断するために画像検査を行う際、病変の存在部位と質的評価の両面を考えて選択していく必要がある[1]。右側頬部の腫脹を主訴に来院した患者を例として考えた場合、CBCT像には腫脹部は何も描出されていない。一方、医科用CT像や MRI像では腫脹部に信号変化がみられ、炎症性疾患を疑うことができる（図12）。このように選択する画像検査によって、病変の描出はまったく相反することになる。

　口腔・顎・顔面領域にはさまざまな組織が存在するため、多種多様な疾患が発症する。そのため、的確な画像検査を行わなければ、病変を正確に描出できない。画像検査を選択する場合には、病変の存在部位が1つの重要な判断基準となる。

　教科書などに記載されている疾患の部位分類を例にすると、口腔・顎・顔面領域では大まかに**表3**の5領域が考えられる。

　医療面接や血液検査などを行い、病変への予測が決まってくると、この5つの領域に対する画像検査も大まかに決まる。それぞれの領域において選択されるべき一般的画像検査は、次のように考えられる[1]。

　①歯・歯周組織に限局している場合は、CBCT

表❸　疾患の部位分類

①歯・歯周組織
②上・下顎骨
③口腔・顎・顔面領域の軟組織（唾液腺組織以外）
④唾液腺組織
⑤顎関節

表❹　口腔・顎・顔面領域の疾患予測

①口腔・顎・顔面領域の先天的および後天的異常（歯数、歯の形態などの異常、唇顎口蓋裂など）
②感染症（う蝕、炎症性疾患）
③腫瘍性病変（腫瘍、囊胞）
④口腔・顎・顔面領域に症状を示す全身疾患や他部位の病変（リウマチ、線維性異形成症、中枢性三叉神経痛など）
⑤外傷
⑥精神的因子の関与する疾患（舌痛症や顎関節症など）

にて評価すべきである。その際、軟組織は描画されていないことを忘れてはならない。

②上・下顎骨に限局している場合は、MRIを選択すべきである。ただし、歯原性感染の原因を同定する場合には医科用CTを併用する。

③の唾液腺組織以外の口腔・顎・顔面領域の軟組織に対しては、MRIが選択されることになる。骨との関係を評価する場合には医科用CTが有効なこともある

④唾液腺組織に対しては、MRIが選択されるべきである。ただし、唾石症が疑われた場合には医科用CTが選択されることもある。

⑤顎関節に対しては、基本的にMRIが適切である。ただし、広範囲な骨変化を評価する場合には医科用CTが選択されることもある。

一方、画像検査の選択は病変の発症部位によってのみ決定するわけではない。選択にかかわる部位以外の決定要因として、疑われた病変の質的状態が挙げられる。

疾患の質的診断による画像検査の選択法

画像検査の選択をするうえで大切なことは、医療面接、視診、触診から適切な疾患予測を行うことで、疾患に合わせた画像検査を行うことである。ただし、予測が誤っていると画像検査を行っても病変を検出できない場合がある。教科書などで疾患別の記載を例にすると、口腔・顎・顔面領域では大まかに表4のように分類できる。

このなかで、②感染症と③腫瘍性病変について記載する。歯科疾患で最もよく遭遇するう蝕や歯周炎では、おもにCBCTが用いられる。しかし、炎症の範囲が広がる骨髄炎や蜂窩織炎ではMRIが有効である。骨髄炎についても医科用CTよりも感度よく描出できる。

さらに、MRIなら非造影下で膿瘍形成を容易に判断できる。腫瘍性病変では、顎骨内部に発症した場合はMRIや医科用CTによる検査を行うことが多い。ただし、軟組織に発症した腫瘍性病変では、おもにMRIによる評価が妥当である。

【参考文献】

1) 森本泰宏，西村瞬，田中達朗，小田昌史，鬼頭慎司，松本（武田）忍，若杉（佐藤）奈緒，武藤隆史：口腔・顎・顔面領域の疾患に対する初学者のための画像検査の進め方．歯放，56：8-16，2016．
2) Morimoto Y, Tanaka T, Yamamoto N, Kodama M, Seta Y, Habu M, Oda M, Kito S, Wakasugi-Sato N, Matsumoto-Takeda S, Fukai Y, Tokitsu T, Tomikawa M, Matoba K, Yamashita Y, Yoshioka I, Takahashi T, Tominaga K: New Trends and Advances in Oral and Maxillofacial Imaging. Curr Med Imaging Rev, 5：226-237, 2009.
3) 岡野友宏，小林馨，有地栄一郎（編）：歯科放射線学 第5版．医歯薬出版，東京，2013．
4) Arai Y, Tammisalo E, Iwai K, Hashimoto K, Shinoda K : Development of a compact computed tomographic apparatus for dental use. Dentomaxillofac Radiol, 28：245-248, 1999.
5) 金田隆（編）：基本から学ぶインプラントの画像診断．砂書房，東京，2008．

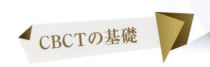

被曝線量とその低減方法

佐藤健児　Kenji SATO
日本歯科大学生命歯学部　歯科放射線学講座

歯科用コーンビームCT（CBCT）における患者被曝レベル

1．実効線量

放射線を被曝する際には、放射線感受性の異なる複数の臓器・組織が相違する線量を被曝する。確率的影響（発がん、遺伝的影響）を考える場合には、放射線の照射を受けたすべての臓器・組織の被曝線量を考慮する必要がある。そのため、国際放射線防護委員会（ICRP）は放射線の確率的影響の大きさを表す線量概念として、実効線量を提唱した[1]。実効線量は、複数の異なる種類の放射線による同時被曝について定義されているが、ここでは、X線による単独被曝に対する実効線量について概説する。

ある臓器・組織Tにおける実効線量E（Sv、シーベルト）は次式によって与えられる。

$$E = \Sigma_T (w_T \cdot H_T)$$

ここでH_T（Sv、シーベルト）は臓器・組織TのX線による等価線量、w_Tは組織加重係数である。X線の場合、H_Tは平均吸収線量D_T（Gy、グレイ）に等しい。被曝したヒト集団から得られた各臓器・組織の確率的影響の単位等価線量（Sv）あたりの発生確率はリスク係数と呼ばれ、w_Tは各臓器・組織のリスク係数と全臓器・組織のリスク係数の合計との比で表される。**表1**に組織加重係数を示す。

実効線量は、定義上、X線撮影装置やその作業環境などの防護管理に使用すべきでないが、たとえば口内法X線撮影や医科用CTによる患者の医療被曝、非破壊検査に携わる作業者の職業被曝、および自然放射線による公衆被曝などの異なる線源による被曝レベルの比較に有効である。

2．CBCTにおける患者被曝レベル

歯科におけるX線検査は、歯・顎・顔面領域に限定されることから、口内法X線撮影、パノラマX線撮影、頭部X線規格撮影、およびCBCTなどの歯科特有の撮影法が用いられる。日本における口内法、パノラマ、頭部X線規格撮影、および標準的な頭部CTによる検査あたりの患者実効線量のレベルは、それぞれ10μSv、10μSv、

表❶　組織加重係数[a]

臓器・組織	w_T	臓器・組織の数	Σw_T
骨髄、大腸、肺、胃、乳房、残りの組織[b]	0.12	6	0.72
生殖腺	0.08	1	0.08
膀胱、食道、肝臓、甲状腺	0.04	4	0.16
骨表面、脳、唾液腺、皮膚	0.01	4	0.04
合計			1.0

a）ICRP 2007年勧告
b）残りの組織：副腎、胸腔外部位、胆嚢、心臓、腎臓、リンパ節、筋肉、口腔粘膜、脾臓、前立腺、小腸、脾臓、胸腺、子宮/子宮頸部

表❷ CBCTの成人および10歳患者に対する一般的（標準設定）撮影条件における患者実効線量（μSv）

患者	FOV[a]	装置数	実効線量（μSv）				
			最小	最大	最大/最小	平均	SD[b]
成人	大	23	46	1073	23.3	212	212
	中	43	9	560	62.2	177	137
	小	101	5	652	130	84	78
10歳	大または中	18	13	769	59.2	175	115
	小	34	7	521	74.4	103	89

a) 大：高さ>15cm、中：高さ10～15cm、小：高さ<10cm
b) SD：標準偏差

表❸ CBCTの画質および撮影線量と患者被曝線量に影響する撮影条件

物理的条件	幾何学的条件	検出器
管電圧[a]	撮影領域（FOV）[a]	画素サイズ（感度）[a]
管電圧波形	焦点-回転中心間距離	
管電流[a]	焦点-検出器間距離	
照射時間[a]	撮影回転角度（照射時間）[a]	

a) 一般的に選択可能な撮影条件

2～5μSv、および1.5mSvである[2]。

表2に、Ludlowら[3]が文献検索とファントム実験によって評価したCBCTの成人および10歳患者に対する一般的（標準設定）撮影条件における患者実効線量をまとめたものを示す。成人患者では撮影領域（FOV）の大、中および小における平均実効線量は212μSv、177μSvおよび84μSvであり、大きなFOVほど被曝が大きいことがわかる。

また、FOVの大、中および小における患者実効線量の範囲（最小–最大〔最大/最小〕）は、46–1073μSv（23.3倍）、9–560μSv（62.2倍）および5–652μSv（130倍）であるが、10歳患者も含めた全FOVにおける患者実効線量の範囲は5–1073μSv（215倍）となり、CBCTによる患者実効線量は、頭部X線規格撮影から頭部CT検査の線量レベルまでの広範囲に及ぶことが認められる。

CBCTにおける患者被曝線量に影響する撮影条件

CBCTの撮影線量として取り扱われている線量には、面積線量（線量-面積積、DAP）、加重CT線量指数（$CTDI_w$）および線量-長さ積（DLP）などがあるが、ここでは、撮影線量を「患者のいない場合のX線ビームの主線軸と検出器とが交わる点でのX線量（空中空気カーマ）」とする。

CBCTにおいて、画質および撮影線量と患者被曝線量に影響する物理的、幾何学的および検出器関連の撮影条件を**表3**に示す。そのうち、選択可能な条件は、管電圧、管電流、照射時間、FOV、撮影回転角度、および画素サイズなどである。

表4に2013年のわが国の大学歯学部・歯科大学附属病院におけるCBCTの撮影条件の範囲〔最小–最大（最大/最小）〕を示す[4]。ここで、撮影線量に比例する管電流-時間積の範囲が4.5倍と広範であること、および患者被曝線量はおもにFOV面積(24.3倍)と撮影線量に依存することから、患者被曝線量の範囲は単純計算で約100倍になることが推測される。このことは、前述のLudlowら[3]の結果とオーダー的に一致する。

CBCTによる患者被曝線量が広範囲に及ぶのは、個々の装置あるいは装置間において、各撮影条件が大幅に異なることが原因である。

1．管電圧（kV）

管電圧を高くすると、X線管球のフィラメントで発生した熱電子がターゲットに衝突する際の運

表❹ わが国の大学歯学部・歯科大学附属病院におけるCBCTの撮影条件の範囲〔最小－最大（最大／最小）〕[a]

管電圧（kV）	管電流（mA）	照射時間（s）	管電流-照射時間積（mAs）	撮影回転角度（°）	画素サイズ（mm）	FOV		
						直径（cm）	高さ（cm）	面積（cm²）
80-120 (1.5)	3-15 (5.0)	9-19 (2.1)	38-170 (4.5)	180、360	0.1-0.39 (3.9)	4-19.3 (4.8)	3-19.3 (6.4)	12-291 (24.3)

a）4製造メーカー、12機種のCBCT装置、2013年

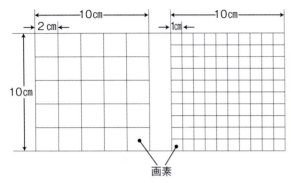

図❶ 標本化

動エネルギーが高くなるため、発生するX線エネルギーが高くなる。X線エネルギーが高くなると、患者を透過して検出器に到達するX線が増加する。同じ管電圧でも、たとえばインバーター方式と全波整流ではX線エネルギー分布が異なるため、患者の吸収線量や検出器に到達するX線数とエネルギーが異なるだけでなく、撮影時間と照射時間は一致しないので注意が必要である。

診断領域のX線ではエネルギーが高くなるにつれて、光電効果が減少するとともにコンプトン散乱が増加するため、患者内で発生して検出器に到達する散乱X線の割合は増加する。散乱X線は画像に対してノイズとして働く。

2. 管電流-照射時間積（mAs）

管電流は、フィラメントで発生してターゲットに向かって真空中を流れる電子の量であるから、発生するX線数は管電流と照射時間の積に比例する。たとえば、管電流-照射時間積10mAsでは5mAsの倍のX線が発生するため、他の条件が同じならば、患者および検出器に入射するX線数は倍となる。

3. 撮影回転角度

他の撮影条件が同じならば、撮影回転角度180°では360°に比べて、患者および検出器へ入射するX線数は半分になるが、ノイズが増加し画質は低下する。

4. 画素サイズ

デジタル画像では、位置情報を離散的な値で表すことを標本化という。標本化は、画像を格子状に分割し、小さな区画の集合として表す操作である。この区画が画像の最小構成単位となり、画素と呼ばれる。標本化レベルが高いほど、画像を構成する画素数が多くなる。同じ大きさの画像をより多くの画素で表せば、画素一つの大きさが小さくなり、細かな構造を表現できるようになり、高い空間分解能が得られる。

実際の画像とは異なるが、図1に示すような10cmの画像を画素サイズ2cmおよび1cmに区画すると、画素数はそれぞれ25個および100個になる。したがって、画素サイズ2cmおよび1cmの画像のすべての画素に1個のX線が入射するためには、それぞれ最低25個および100個のX線が必要となり、画素サイズ1cmの画像を2cmの画像と同じノイズレベルにするためには、4倍のX線が必要となる。つまり、高い空間分解能を得ようとすると、ノイズを減少させるためにより多くのX線を照射しなければならず、患者被曝線量が増加する。

5. FOV

FOVは、円柱形が多く、その大きさは機種によって大きく異なるが（表4）、最近では1つの装置でFOVを変えられるものが多い。一般にFOVが小さいほど画素サイズは小さく、空間分解能は高い。FOVが大きいほど患者に入射するX線の照射面積が大きくなるため、他の条件が同じならば、患者被曝線量は面積に比例して増加し、

患者内で発生する散乱X線の割合の増加による被写体コントラストの低下とノイズの増加によって、画質は低下する。

デジタル画像における最適化

ICRP[1]によると、防護の最適化とは「被曝が生じる可能性、被曝人数、被曝線量を経済的および社会的要因を考慮して合理的に達成できるかぎり低くすること、ALARA（as low as reasonably achievable）の原則」である。

一般的にデジタル画像では、撮影線量が増加するとノイズが減少するため、画質が高くなるとともに患者被曝線量も増加する。したがって、最適画像とは、「患者被曝線量を極力低く抑えながら診断目的に適う画質を有する」ものである。

図2に最適画像の概念を示す。横軸は撮影線量または患者被曝線量を、縦軸は画質を表す。デジタル画像では、線量が少なすぎても多すぎても画像化が可能であり、低線量ではノイズが増加するため画質の劣った画像、高線量ではノイズが低下するため必要以上に高画質の画像が得られるが、患者被曝線量は増加する。したがって、低線量と高線量の間に最適な線量と画像が存在する。

小児の撮影条件

小児の撮影条件は、成人と明確に区別すべきである。その理由は以下のとおりである。
①小児は成人に比べて体格が小さく、放射線感受性が高いことから、小児を成人の撮影条件で撮影すると、必要以上に高画質の画像が得られるが、患者に吸収される線量は成人よりも大きくなる。
②成人と同じ撮影条件では、小児の頭頸部内における線量分布は成人と大きく異なるため、放射線に対するリスクを考慮した実効線量は、吸収された線量以上の増加傾向を示す。

したがって、撮影効率を上げるために小児を成人の撮影条件で撮影することは決して正当化され

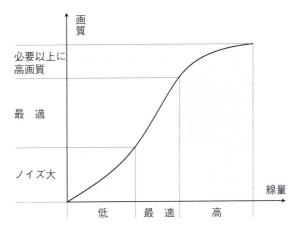

図❷ デジタル画像における線量と画質の関係

ず、小児の撮影条件の最適化は重要である。

CBCTにおける患者被曝線量の低減

小児も含めた患者被曝線量の低減方法の概略は、以下のとおりである。
①診断部位あるいは診断目的に適った画像とはどのようなものかを理解する。
②電圧、管電流、撮影時間（あるいは撮影回転角度）、画素サイズ、およびFOVなどの撮影条件が、画質と患者被曝線量に及ぼす影響とそのメカニズムを理解する。
③メーカーによる標準設定条件だけで撮影することは避け、診断部位あるいは診断目的に適った画像を得るための最適な撮影条件を選択する。

【参考文献】
1) ICRP：The 2007 Recommendations of the International Commission on Radiological Protection. ICRP Publication 103, Annals of the ICRP, 37：2-4, 2008.
2) 佐々木武人（編集）：新版 歯科診療における放射線の管理と防護 第2版. 医歯薬出版, 東京, 2015.
3) Ludlow JB, Timothy R, Walker C, Hunter R, Benavides E, Samuelson DB, Scheske MJ：Effective dose of dental CBCT − a meta analysis of published data and additional data for nine CBCT units. Dentomaxillofac Radiol, 44：1-25, 2015.
4) 佐藤健児, 原田康雄, 西川慶一, 三浦雅彦, 勝又明敏, 有地榮一郎：大学歯学部・歯科大学附属病院における歯科用コーンビームCT検査についてのアンケート調査. 歯科放射線, 55：5-10, 2015.

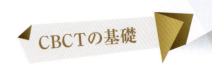

撮影の基礎と実践テクニック

荒木和之　Kazuyuki ARAKI
昭和大学歯学部　口腔病態診断科学講座　歯科放射線医学部門

　本項では、撮影の基礎と実践テクニックとして、筆者らが臨床で経験している撮影時の注意点などを中心に解説する。

基本テクニック

1. 患者の誘導と固定

　CBCTの撮影時間は装置により長短はあるが、だいたい15秒前後かかるものが多い。この間に患者の頭部が動くとモーションアーチファクトが生じて、診断に役立たない画像となる。それを避けるためにも頭部をしっかり固定する必要がある。

　CBCT装置付属の固定用具で十分な場合も多いが、使ってみて不十分と思える場合は、簡単な改良で改善することもある。2機種の頭部を固定する部分の例を図1、2に示す。図2の装置では、装置付属のオトガイ部固定に加えて、前頭部を布製テープで固定できるように改良して使用している。患者が動いたときの画像については、後半のアーチファクトのところで概説する。

　撮影の体位は、FH平面ないし咬合平面を水平にするのが基本である。ただし後述するが、メタルアーチファクト軽減のために意識的に傾ける場合もある。

2. 撮影条件の選択

　CBCT装置によるが、FOV（Field Of View）の大きさ、ボクセルサイズ、管電圧や管電流などの照射条件を複数の条件から選択できる装置も多い。観察したい内容と被曝を考慮し、適切に選択

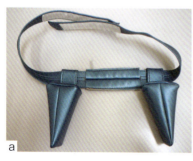
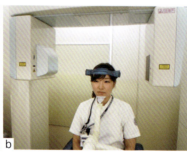

図❶　頭部固定装置の例（A社）。a：前頭部を固定するテープ。b：患者を固定している状態。前頭部とオトガイ部で患者をしっかり固定できるようになっている

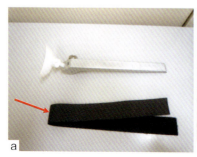
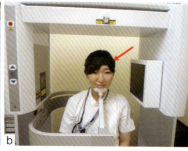

図❷　a：オトガイ部を固定する装置と前頭部を固定する特製テープ（矢印）。b：患者を固定している状態。特注で前頭部のテープ（矢印）を追加し、オトガイ部と合わせて患者をしっかり固定できるようにした

表❶　当院の装置の撮影条件。当院では赤で示している条件を利用している

装置	FOV (直径×高さ：cm)	ボクセルサイズ (mm)	管電圧 (kV)	管電流 (mA)	線量低減 モード	適応
A	4×4	0.08〜0.64 0.24を利用	60、70、80、90	4、5、6、7、8	DR　ON	歯内治療 単発の埋伏歯
A	6×6		60、70、80、90		DR　ON	複数の埋伏歯 (例：上下同側の埋伏智歯) インプラント術前検査
A	8×8					未使用
B	16× 3〜13	0.25、0.3、0.4	120	5		矯正治療(小児) インプラント術前検査
B	23×17	0.3、0.4	120	5		矯正治療(成人)

する必要がある。

　FOVが小さいほどボクセルサイズが小さくなることが多いが、ノイズを抑えるためには照射線量を増加させる必要が生じることもある。画質と被曝については別項で解説があるので、ここでは適応疾患に応じて撮影条件をどのように選択しているか、当院を例に解説する。

　表1には当院で使用している2機種のCBCT装置の撮影条件を示す。装置Aは原則小さいFOVで撮影するもの、装置Bは大きなFOVが必要とされるものと使い分けている。

　以下、それぞれについて少し詳しく説明する。装置Aでは、歯内治療の場合は1本の歯を高解像度で観察したいので、FOVが小さく、かつボクセルサイズが小さいもの（直径4cm）を選ぶ。単発の埋伏歯では埋伏歯の方向や観察したい周囲組織の関係を考慮して、直径4cmないしは6cmを選ぶ。複数の埋伏歯がある場合、たとえば上下顎同側の埋伏智歯の検査では、上下顎を一度に撮影できる直径6cmを選ぶ。片側のインプラント術前検査では、片顎であっても対合歯も必要なため、直径6cmを選ぶ。

　撮影条件は診断に耐え得るかを検討した結果、管電圧90kV、管電流5mA、線量低減モード（DRモード）ONを基本とし、体格がよい患者では管電流を6〜8mAの間で増加させる。小児の場合では管電流を4mAと減少させている。

　装置Bは、当院では矯正治療およびインプラント術前検査を中心に利用している。歯内治療ほど高解像度を必要としないので、ボクセルサイズは大きめの0.4mmとしている。また、小児では小さなFOVを利用している。この装置では撮影条件は調整できない仕組みになっている。

　当院での例を示したが、このように検査目的に応じて適切なFOVや管電圧などの撮影条件を選択することが、適切な画像を得てかつ被曝を減らすために重要である。本書が対象とする臨床医にとって、撮影条件の設定や選択に悩むこともあるかもしれない。そのようなときは、たとえば日本歯科放射線学会認定の歯科放射線専門医のような専門家に相談するのがよいと思われる。

3．撮影部位（患者の位置決め）決定のための写真（スカウト像）撮影

　多くの装置では、患者を固定後、撮影位置を正しく設定するための写真（スカウト像）を撮影する。図3にスカウト像の例を示す。スカウト像で撮影対象部位が観察範囲：FOV内に収まるように調整・確認する。図3では、緑の線で囲まれた範囲がFOVとなる。3|を中心に撮影するように位置を調整しているところを示している。

4．撮影

　撮影時は検出器とX線管が顔の周りを回る。

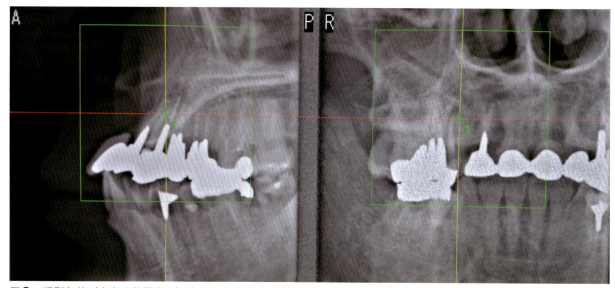

図❸ 撮影部位（患者の位置決め）決定のための写真（スカウト像）撮影の例。この装置では患者の正面像と側面像を撮影し、撮影部位を決定するようになっている。図の緑線の四角形で囲まれた範囲が撮影される。3̲が中心になるように撮影範囲を設定している様子を示している

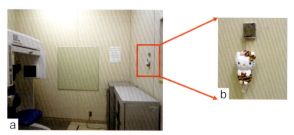

図❹ CBCT撮影室内の視線を固定する目印。a：CBCT撮影室の遠景、b：視線固定の目印の拡大。患者の正面の壁に視線を固定する目印（人形）を設置し、撮影中はこの人形を見ておくように説明してから撮影している

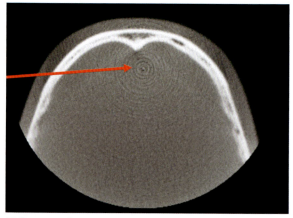

図❺ リングアーチファクトの例。矢印で示すように、装置の回転中心を中心とした同心円状のリングアーチファクトが生じている。どの装置でも多少は生じていることが多いが、急に目立つようになった場合は装置の調整が必要である

患者はそれに気をとられて回転を目で追ったりして、顔が動いてしまうことも多い。前述のように頭部をしっかり固定することが第一であるが、それ以外にもドライランや視線の固定などの工夫も役立つ。ここでのドライランとは、X線を照射せずに装置が回転することを指す。患者に一度装置の動きを体験させることで恐怖感をなくし、撮影中の動きを減少する効果があるとされている。

また、当院では撮影時に視線が動かないように、視線の先に目印を置いておき、撮影中はそこを見ておくように説明している（図4）。これにより、どの程度患者の動きによる再撮影が減ったかの客観的なデータはないが、正確な撮影のための一助として考量に値すると思われる。

アーチファクトの種類と対策

CBCTにおいても、CTと同様にさまざまなアーチファクトがあり、診断の妨げになることも多い。アーチファクトには、臨床現場での工夫によってその影響を少なくできるものと、装置自体

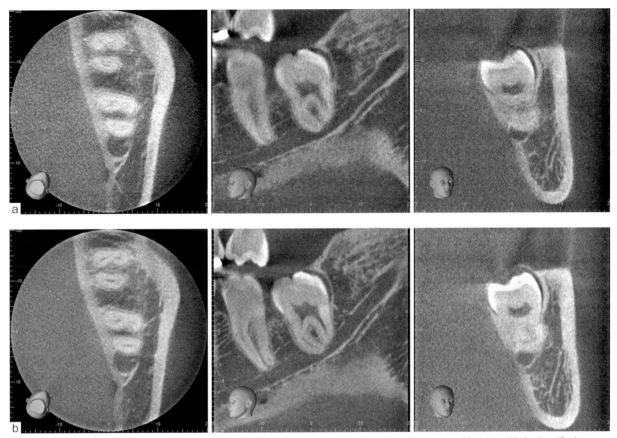

図❻ モーションアーチファクト。a：モーションアーチファクトがあり、動きにより被写体の構造が二重（double contour）に写り、第3大臼歯根尖の歯槽硬線や第2大臼歯の根管が不明瞭である。b：再撮影でモーションアーチファクトがなくなったもの。上の図で不明瞭であった構造物が明瞭に描出される。できれば最初から下の図の画像が得られるように、患者頭部の固定や説明に注意する

の性能や仕様から生じる、臨床現場では対応できないものがある。

たとえば、図5に示すリングアーチファクトは、検出器の感度の不均一さで生じる。検出器の感度が均一で理想的な場合、リングアーチファクトは生じないが、実際には多少のリングアーチファクトが生じている。通常の臨床現場でリングアーチファクトを減少させる手段はないといえる。

大事なのは、装置導入時と比較してリングアーチファクトが目立つようになった場合、装置（検出器系など）の不具合が考えられるので、早急に装置のメインテナンス・修理を業者に依頼することである。

以下に、臨床現場での工夫でアーチファクトを減らすことができる例を、画像とともに示す。

1．頭部固定とモーションアーチファクト

モーションアーチファクトの例を図6に示す。撮影中にX線管の焦点－被写体－検出器の位置関係が、装置の回転で想定されている正しい位置関係からずれると、モーションアーチファクトが生じる。一般的に、頭部固定が不十分で、撮影中に患者が動いてしまうことで生じる。極端な場合は画像がボケてしまい、ほとんど判別できなくなる。そこまででなくても、動きにより被写体の構造が二重（double contour）に写ってくる。

図6は|8半埋伏の症例である。図6aでは、動

きのために外形が二重になってボケており、8̄や7̄の根管が不明瞭である。図6bではこれらが明瞭に観察される。高解像度、すなわちボクセルサイズが小さい場合ほど、わずかな動きでもモーションアーチファクトが生じる。

2．メタルアーチファクトとその低減

金属など、X線吸収が周囲と比べて極端に大きい物質が存在すると、X線のビームハードニングと、フィルター補正逆投影という画像再構成処理計算の破綻から、いわゆるメタルアーチファクトが生じる。歯科領域では歯冠修復物、根管充填剤やインプラントなど、多種のX線高吸収体が撮影範囲内外に存在することが多く、臨床では重要な問題となっている。

FOV外にある金属でも影響することに注意が必要である。簡単に説明すると、CBCTではX線の中心線はほぼ水平に投影されている。

FOVが小さい場合でも、投射されたX線は、たとえば反対側の歯冠付近を通り、対象の歯を通過して検出器で検出される。反対側の歯に金属修復物があると、メタルアーチファクトが生じる可能性がある。

・体位によるメタルアーチファクトの低減

前述のように、撮影時、X線はおもに水平方向に投射されるので、パノラマX線写真やスカウト像で、CBCT対象病変部周囲の金属修復物の状況を確認し、可能な範囲で体位を調整することで、メタルアーチファクトの影響を軽減できることが多い。

図7は、1̄根尖病巣の精査のためにCBCT撮影を行った症例である。パノラマX線写真では、全体に金属修復物が多いが、通常のFH平面を水平にして撮影すると、両側大臼歯部の金属修復物の影響が1̄根尖に重なる可能性が考えられた。

そこで、FH平面を上向きにして撮影した。図7bはそのときのスカウト像で、図7cはCBCT像を示している。1̄の歯冠部はメタルアーチファクトのため不明瞭となっている。しかし、根尖部については、自身の根管充填剤による軽度のアーチファクトはあるものの、根尖部透過像の状態や根の状態が明瞭に観察される。

3．メタルアーチファクト除去プログラムによるアーチファクトの除去

近年、CBCTの画像再構成時にメタルアーチファクトを除去する方法が提言されてきている。詳細な原理はここでは省略するが、画像再構成時に逐次近似法を応用する方法、投影データを解析し、金属部分を除去した投影データを作成し、それを用いて画像を再構成する方法などがある。

その例を図8に示す。メタルアーチファクトで見えていなかったインプラント体間の骨が観察される。ただ、インプラントのネジ山のアーチファクトが骨に重複しているのもわかる。このように、現在のメタルアーチファクト除去プログラムはかなり有効であるが、不完全な点もあり、臨床で利用する際には、臨床情報なども含め、慎重に診断する必要がある。

本項では、よい画像を得るための撮影時の工夫を中心に述べた。従来のやり方を漫然と繰り返さず、つねに細心の注意を払って撮影することで、よりよい検査が行えるといえる。本項がそのための一助になれば幸いである。

【参考文献】

1) White SC, Pharoah MJ: Oral Radiology, 7th edition. Elsevier, Philadelphia, 2013.
2) R Pauwels, K Araki, J H Siewerdsen, S S Thongvigitmanee: Technical aspects of dental CBCT: state of the art. Dentomaxillofac Radiol, 44: 20140224, 2015.
3) R Schulze, U Heil, D Gross, DD Bruellmann, E Dranischnikow, U Schwanecke, E Schoemer: Artefacts in CBCT: a review. Dentomaxillofac Radiol, 40: 265-273, 2011.

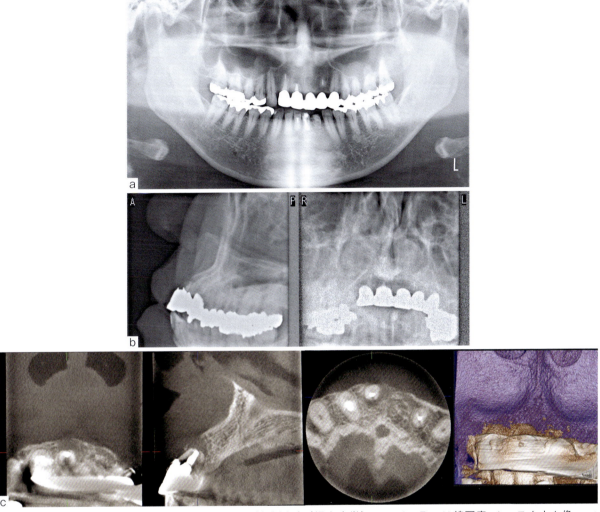

図❼ 撮影時の体位によるメタルアーチファクト低減例（1|根尖病巣）。a：パノラマX線写真、b：スカウト像、c：CBCT像。パノラマX線写真でFH平面を水平にして撮影すると、両側大臼歯部の金属修復物の影響が、1|根尖に重なる可能性が考えられる。そこで、FH平面を上向きにして撮影したスカウト像と、CBCT像を示している。1|の歯冠部は、メタルアーチファクトのため不明瞭となっている。しかし、根尖部はアーチファクトは軽度で、根尖部透過像の状態や根の状態が明瞭に観察される

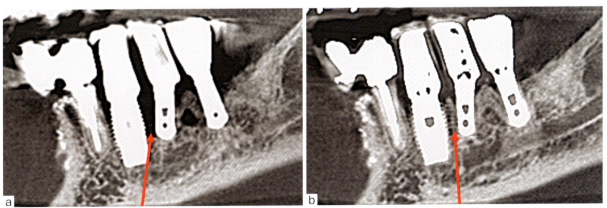

図❽ メタルアーチファクト除去ソフトによるアーチファクト除去例（写真は、十河基文先生〔㈱アイキャット〕のご厚意による）。a：メタルアーチファクト除去プログラム適応前、b：メタルアーチファクト除去プログラム適応後。メタルアーチファクトのため観察できなかったインプラント体間の歯槽骨が、除去プログラムを適応することで観察される（矢印）。ただし、同部にはインプラントのネジ山に沿った形状のアーチファクトがまだ残存している

4 撮影の基礎と実践テクニック

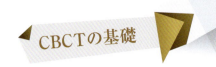

CBCT画像と解剖像の比較と誤差

佐藤　巌　Iwao SATO
日本歯科大学生命歯学部　解剖学第1講座

浅海利恵子　Rieko ASAUMI
日本歯科大学生命歯学部　歯科放射線学講座

　CBCTによる画像検査は、歯や骨などの硬組織の観察に優れることや、CBCT検査の保険適用とCBCT複合機の普及により、一般の開業歯科医院において急激に増加している。

　しかしながら、CBCT画像を用いた診断が適正に行われていない場合がある。これには解剖学的知識の不足や、考慮しなければならない解剖学的指標がCBCT画像でどのように描出されるのかを理解していないことなどが考えられる。

　また、CBCT画像は万能ではなく、すべての構造を忠実に描出するわけではない。そこで本項では、下顎では下顎管と切歯枝、上顎では歯槽管とそこに走行する脈管に焦点を当て、CBCT画像と実際の肉眼解剖像を比較し、CBCT画像による限界と誤差について述べる。

下顎骨のCBCT画像と肉眼解剖観察

1．無歯顎の下顎骨と下顎管および切歯枝

1）CBCT画像

　図1は無歯顎の下顎左側下顎管のCBCT画像である。海綿骨が粗造化し、下顎管は管の側壁が観察困難な部位がある。その周囲の歯列横断像で下顎管を追っていくことにより、ある程度確認できる。また、皮質骨も一部粗造化しているとわかる（図1d）。下顎管はオトガイ孔に向かってループを描くように上後方に走行する。この無歯顎の試料では、オトガイ孔が歯槽頂に近いことがわかる（図1c）。

　図2は無歯顎の下顎左側切歯枝のCBCT画像である。下顎管がオトガイ孔周囲でオトガイ孔に

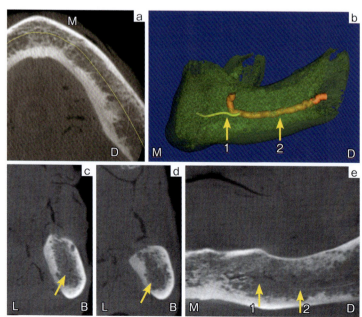

図❶　無歯顎の下顎左側下顎管のCBCT画像。矢印は下顎管を示す
a：水平断像。線は歯列横断像の基準線
b：3D画像。下顎骨を透明化し、下顎管と切歯枝を抽出している。1、2は歯列横断像の位置
c、d：歯列横断像
e：歯列平行断像。1、2は歯列横断像の位置

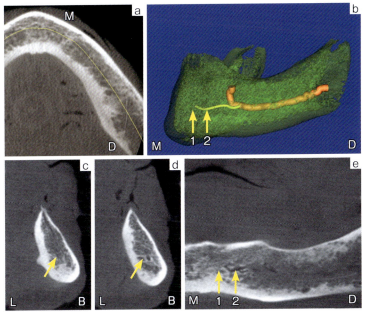

図❷ 無歯顎の下顎左側切歯枝のCBCT画像。矢印は切歯枝を示す
a：水平断像。線は歯列横断像の基準線
b：3D画像。下顎骨を透明化し、下顎管と切歯枝を抽出している。1、2は歯列横断像の位置
c, d：歯列横断像
e：歯列平行断像。1、2は歯列横断像の位置

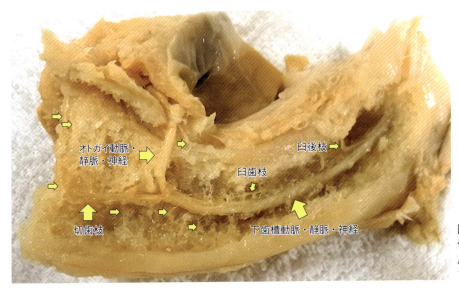

図❸ 無歯顎者左側下顎骨の献体標本の側面観像。84歳、女性。皮質骨と海綿骨の一部を除去してある

走行するものと、正中に向かって前方に走行する切歯枝に分かれているのがわかる（図2b、e）。歯列横断像において、オトガイ孔に近い部位では管腔構造が骨壁により観察できる（図2c、d）。切歯枝からさらに歯槽頂に向かって走行する分枝は、画像上で確認することが困難であり、一部歯槽頂に向かって走行する管腔構造のようなものが確認できるが、その走行の全体像としては観察困難である。

2）肉眼解剖像（図3）

無歯顎者の献体標本の肉眼観察では、下顎管の位置は有歯顎の下顎管と基本的には変わらないが、下歯槽動脈・神経から出るいくつかの歯枝の発達は悪い。とくに、前歯相当部の部位では血管・神経の叢の形成がよくない。本例ではオトガイ隆起に達する血管・神経の切歯枝が確認される。さらに、臼歯相当部では下歯槽動脈・神経から出る臼歯枝、小臼歯枝として細い歯枝を認める。

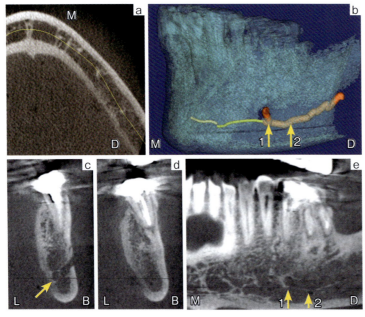

図❹ 有歯顎の下顎左側下顎管のCBCT画像。矢印は下顎管を示す
a：水平断像。線は歯列横断像の基準線
b：3D画像。下顎骨を透明化し、下顎管と切歯枝を抽出している。1、2は歯列横断像の位置
c、d：歯列横断像
e：歯列平行断像

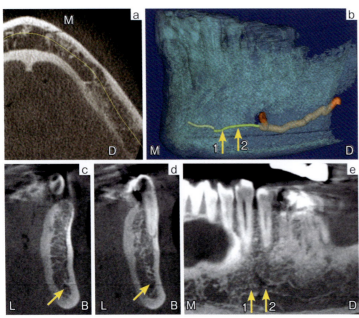

図❺ 有歯顎の下顎左側切歯枝のCBCT画像。矢印は切歯枝を示す
a：水平断像。線は歯列横断像の基準線
b：3D画像。下顎骨を透明化し、下顎管と切歯枝を抽出している。1、2は歯列横断像の位置
c、d：歯列横断像
e：歯列平行断像

2．有歯顎の下顎骨と下顎管および切歯枝
1）CBCT画像（図4、5）

　下顎管は管の側壁に観察困難な部位があるが、無歯顎の試料と比較し、その周囲の歯列横断像で下顎管を追っていくことにより、観察が容易である（図4d）。海綿骨の骨梁構造や皮質骨における無歯顎試料のような粗造化はみられない（図4c～e）。下顎管はオトガイ孔に向かってループを描くように上後方に走行しているが、この有歯顎の試料では、オトガイ孔が歯槽頂から離れていることがわかる（図4c）。

　下顎管がオトガイ孔周囲でオトガイ孔に走行するものと、正中に向かって前方に走行する切歯枝に分かれているのがわかる（図5b、e）。歯列横断像では、下顎下縁に近いところに切歯枝が観察できる（図5c、d）。歯列平行断像ではその上方

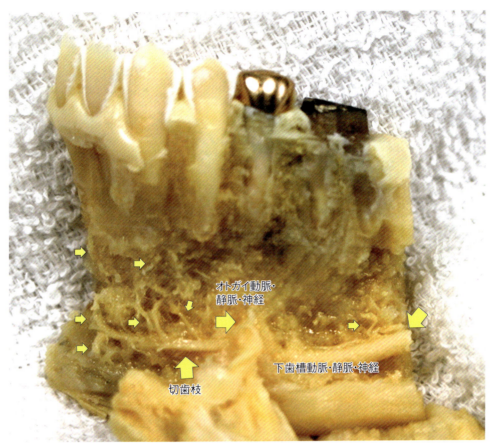

図❻　有歯顎者左側下顎骨の献体標本の側面観像。66歳、男性。皮質骨と海綿骨の一部を除去してある

に管腔構造のようなものが確認できるが、切歯枝からさらに歯槽頂に向かって走行する分枝は同様に画像上で確認することが困難であり、その走行の全体像としては観察困難である。

2）肉眼解剖像（図6）

有歯顎者の献体標本の肉眼観察では、歯槽部と下顎管の間には海綿骨が緻密な構造を示すが、下歯槽動脈・神経には多くの発達した歯枝を認める。とくに、前歯部では血管・神経の叢の形成が顕著である。また、犬歯の長く伸びた歯根下部の海綿骨には血管・神経の切歯枝から細い歯枝の発達が確認される。さらに、切歯の歯根尖に達する歯枝を認める。

一方臼歯部では、下歯槽動脈・神経から出る歯枝として多くの枝を認める。

上顎骨のCBCT画像と肉眼解剖観察

1．無歯顎の上顎骨と歯槽管

1）CBCT画像（図7〜10）

図7では、画像をさまざまな方向から何枚も観察することにより、歯槽管の入口が確認できる（図7a〜c）。元画像では歯槽管の入口の部分を描出できているが、周囲の骨は薄く粗造化しているため、3D画像では骨を描出できていない（図7d）。

図8では、画像をさまざまな方向から何枚も観察することにより、図7の歯槽管の下に別の歯槽管の入口が確認できる（図8a〜c）。元画像では歯槽管の入口の部分を描出できているが、周囲の骨は薄く粗造化しているため、3D画像では骨を描出できていない（図8d）。

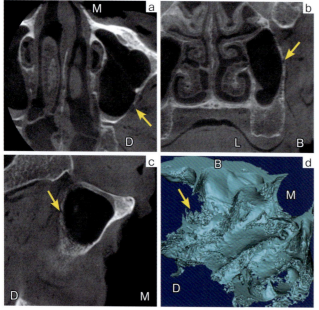

図❼ 無歯顎の上顎骨歯槽管のCBCT画像。矢印は歯槽管を示す。上顎結節部上方に検出された2つの歯槽孔（後上歯槽枝が走行）のうち、上部に位置する歯槽孔を示す
a：軸位断像
b：冠状断像
c：矢状断像
d：3D画像。上顎洞の内部が観察できるように上方部を除去してある

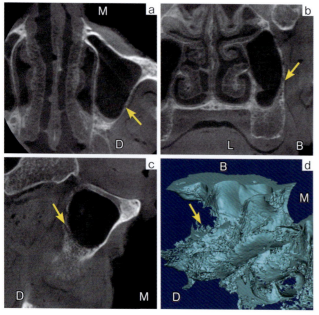

図❽ 無歯顎の上顎骨歯槽管のCBCT画像。矢印は歯槽管を示す。上顎結節部上方に検出された2つの歯槽孔（後上歯槽枝が走行）のうち、下部に位置する歯槽孔を示す
a：軸位断像
b：冠状断像
c：矢状断像
d：3D画像。上顎洞の内部が観察できるように上方部を除去してある

　図9では、歯槽管入口から画像を追っていくことにより、上顎洞内部に前下方から前内側に走行する管腔あるいは溝が観察できる（図9a～c）。3D画像では、上顎洞内部にさらに前内方に走行する溝が確認できる（図9d）。

　図10では、眼窩下溝から分岐し、内下方に走行する管腔構造、あるいは一部溝が観察できる（図10a～c）。この管腔構造は、鼻腔底に骨を一層介した下方に、また切歯管のすぐ前方に走行している。3D画像では顎骨内に走行する前上歯槽枝が確認できる（図10d）。

2）肉眼解剖像（図11）

　上顎の無歯顎者では、上顎洞の粘膜外側面には、前上歯槽動脈・枝、中上歯槽動脈・枝がみられる。

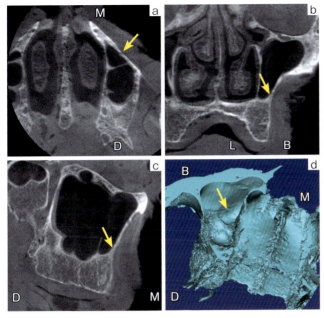

図❾ 無歯顎の上顎骨歯槽管のCBCT画像。矢印は歯槽管を示す。上部に位置する歯槽孔から前下方に走行している歯槽管を示す
a：軸位断像
b：冠状断像
c：矢状断像
d：3D画像。上顎洞の内部が観察できるように上方部を除去してある

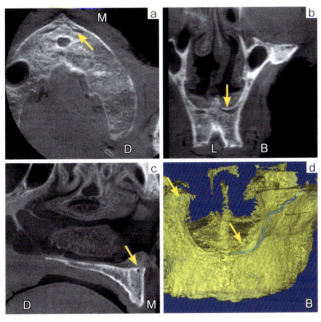

図❿ 無歯顎の上顎骨歯槽管のCBCT画像。矢印は歯槽管を示す。眼窩下管より分岐した歯槽管（前上歯槽枝が走行）を示す
a：軸位断像
b：冠状断像
c：矢状断像
d：3D画像。上顎骨を透明化し、前上歯槽枝を描出している

前上歯槽動脈・枝は眼窩下孔の後方から血管・神経が中上歯槽枝を形成するが、血管・神経叢は発達が悪い。さらに、梨状孔の外側にあたる部位では、前上歯槽動脈・枝としては細いが、数本認められる。一方、後上歯槽動脈・神経は、後方の上顎洞の粘膜外側面に数本前下方に走行して認めるが、血管・神経叢は顕著とはいえない。このため、臼歯相当部において後上歯槽動脈・神経から出る歯枝は、歯槽突起の外側面に数本、口蓋に向かい数本認めるが、叢は形成しない。

2．有歯顎の上顎骨と歯槽管
1）CBCT画像

図12では、画像をさまざまな方向から何枚も観察すると、明瞭で走行を追える歯槽管の入口が

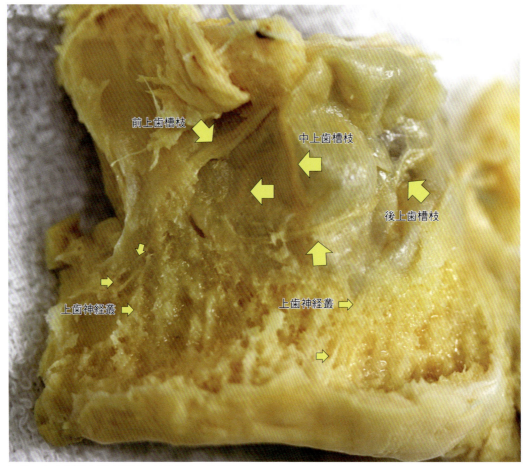

図⓫　無歯顎者左側上顎骨の献体標本の側面観像。84歳、女性。頬骨突起、上顎洞外側面の骨、さらに、皮質骨と海綿骨の一部を除去してある。前上歯槽動脈・神経、中上歯槽動脈・枝、前上歯槽動脈・枝の分布

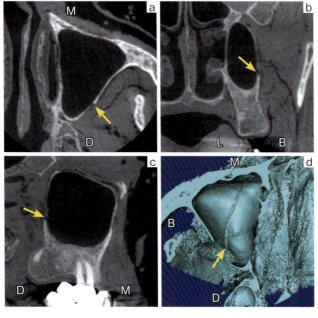

図⓬　有歯顎の上顎骨歯槽管のCBCT画像。矢印は歯槽管を示す。上顎結節部上方の歯槽孔（後上歯槽枝が走行）を示す
a：軸位断像
b：冠状断像
c：矢状断像
d：3D画像。上顎洞の内部が観察できるように上方部を除去してある

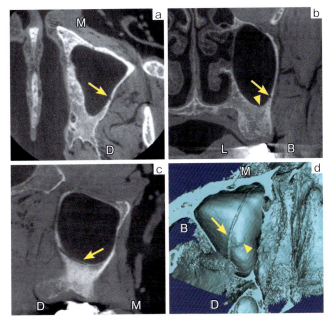

図⓭　有歯顎の上顎骨歯槽管のCBCT画像。矢印は歯槽管を示す。上顎結節部上方の歯槽孔から前下方に走行している歯槽管を示す
a：軸位断像
b：冠状断像
c：矢状断像
d：3D画像。上顎洞の内部が観察できるように上方部を除去してある

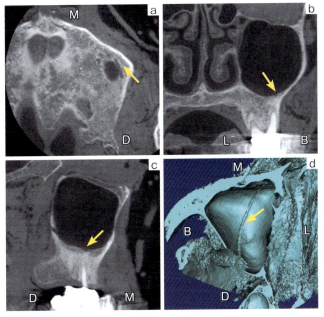

図⓮　有歯顎の上顎骨歯槽管のCBCT画像。矢印は歯槽管を示す。歯槽管が上顎洞底部に走行し、第1大臼歯の根尖と近接している様子を示す
a：軸位断像
b：冠状断像
c：矢状断像
d：3D画像。上顎洞の内部が観察できるように上方部を除去してある

確認できる（図12a〜c）。無歯顎と比較し、歯槽管の入口の検出は容易である。3D画像では、歯槽管の後方部の骨はかなり薄いため描出できていない（図12d）。

図13では、明瞭に描出された歯槽管から前下方に溝として走行する部分が観察できる（図13a〜c）。また、上顎洞底部には溝が確認できるが、走行の全体像を観察することは困難である（図13b）。3D画像では、上顎洞内に走行する明瞭な溝が描出されている（図13d）。

図14では、歯槽管の溝がさらに下方に走行し、上顎洞底部に走行しているのが観察できる（図14a〜c）。また、上顎第1大臼歯根尖と近接している（図14b、c）。3D画像で上顎洞底部からさらに前内方に走行する明瞭な溝が確認できる（図14d）。

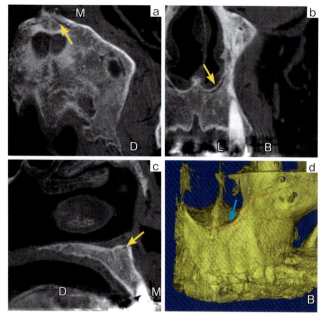

図⓯ 有歯顎の上顎骨歯槽管のCBCT画像。矢印は歯槽管を示す。眼窩下管より分岐した歯槽管（前上歯槽枝が走行）を示す
a：軸位断像
b：冠状断像
c：矢状断像
d：3D画像。上顎骨を透明化し、前上歯槽枝を描出している

　図15では、無歯顎と同様に眼窩下溝から分岐し、内下方に走行する管腔構造あるいは一部溝が観察できる（図15a〜c）。この管腔構造は、鼻腔底に骨を一層介した下方に、また切歯管のすぐ前方に走行している。3D画像では、顎骨内に走行する前上歯槽枝が確認できる（図15d）。

2）肉眼解剖像（図16、17）

　有歯顎者では、後上歯槽動脈・神経と中上歯槽枝はみられるが、血管・神経の叢は歯根周囲に多い。前上歯槽動脈・枝は細いが数本認められる。上顎洞の粘膜外側面には前上歯槽動脈・枝、中上歯槽動脈・枝がみられる。前上歯槽動脈・枝は眼窩下孔の後方から血管・神経が中上歯槽動脈・枝を形成するが、血管・神経叢を形成する。梨状孔の外側にあたる部位では、前上歯槽枝として認められる。

　一方、後上歯槽動脈・神経は後方の上顎洞の粘膜外側面にやや太い歯枝が前下方に走行して認められ、血管・神経叢は発達するほどではないが、歯根の周囲にまで線維が走る。

　さらに、上顎結節では後上歯槽動脈・神経から出る歯枝は歯槽突起の外側面に数本認めるが、成書ほど叢は形成しない（図16）。

　上顎結節では、後上歯槽動脈・枝はかなり太い神経束や血管として認められ、上顎洞粘膜に付着して存在している。しかし、歯枝は骨内に存在しているために観察は難しい（図17）。

●

　CBCTでは、脈管自体が見えるわけではなく、脈管部の低濃度領域とその周囲の骨壁があることで存在を確認できる。しかしながら、検出率は周囲の骨構造の状態に左右される。また、細かい分枝などは観察困難なことがある。

　CBCT画像で下顎管、切歯枝あるいは上顎の歯槽管の分枝の全体像を確認することは困難であった。解剖献体の剖出により、CBCT画像では検出困難であった分枝を観察したが、とくに有歯顎例では骨がしっかりと硬いため、無歯顎と比較して歯に向かう脈管の分枝が複雑に走行しているにもかかわらず、描出が困難であった。

　CBCT画像は、歯や骨の解剖学的形態を描出するのに有用であるが、限界があることを念頭において、解剖学的知識や画像の3次元的な理解を深めることで、適切に診断できると考えられる。

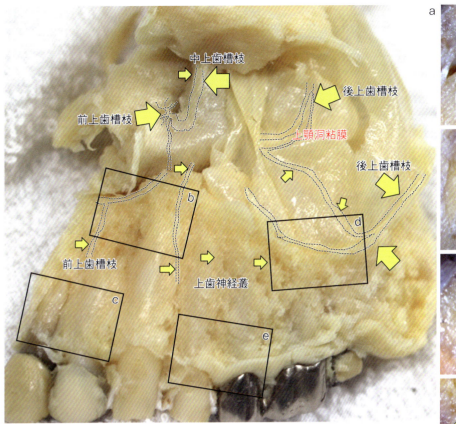
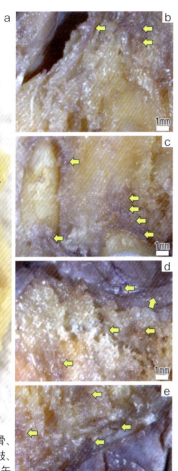

図⓰　a：有歯顎者左側上顎骨の献体標本の側面観像。82歳、男性。上顎洞外側面の骨、さらに、皮質骨と海綿骨の一部を除去してある。前上歯槽動脈・神経、中上歯槽動脈・枝、前上歯槽動脈・枝の分布（無染色）。b～e：Sihler染色し、上顎骨内に走行する神経（矢印）を描出している。歯根周囲に神経叢が集中してみられる

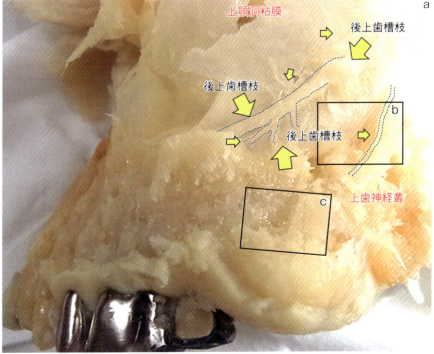
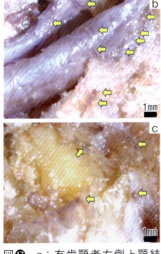

図⓱　a：有歯顎者左側上顎結節の献体標本の側面観像。82歳、男性。上顎洞外側面の骨、さらに、皮質骨と海綿骨の一部を除去してある。無染色。b、c：Sihler染色し、上顎洞粘膜に走行する神経（矢印）を描出している

5　CBCT画像と解剖像の比較と誤差　43

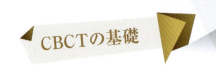

読像の基礎

浅海利恵子 Rieko ASAUMI
日本歯科大学生命歯学部　歯科放射線学講座

佐藤　巖 Iwao SATO
日本歯科大学生命歯学部　解剖学第1講座

　適切な診断を行うためには、CBCT 画像の特徴を理解する必要がある。医科用 CT と比較してCBCT は撮影範囲が狭いため、その目的と関心部位に合った撮影が行われなければならない。そして、画面上に表示された画像がその部位なのか、どのような観察画面が必要なのかなどを考える必要がある。本項では、CBCT 画像による読像のための画像の作成方法や観察する際の注意点を述べる。

画像の観察方向

　通常、CBCT 画像は DICOM Viewer 上で軸位断像、冠状断像、矢状断像に加え、3D 画像などが写し出される（図1）。
　画像の断面は撮影時の位置づけに左右される。まず、関心部位を中心にして、断面の位置を合わせて観察する（図2）。方向を変える必要がない場合もあるが、より詳細に関心部位を観察するために観察方向を変える必要がある場合が多い。観察方向を実際の臨床でとらえやすい方向に変えることで、よりイメージしやすくなる（図3、4）。
　歯や歯列に対する位置関係を把握する場合には、歯列平行断像や歯列横断像などが用いられる（図5、6）。水平断像から歯列弓に合わせた基準線を設定することで、これらの画像が得られる。歯列平行断像は歯科臨床で汎用されているパノラマ X 線画像と似た画像が得られ、全体像がイメージしやすい。
　また、歯列弓に直交した歯列横断像では、歯列弓に対する歯の頰舌的な位置や顎骨の頰舌的な形態や幅などが観察できる。そのため、インプラント治療において頻用されている。
　図2では画像の回転は行っていないため、下顎骨に対しては前方側方から観察しているが、第1大臼歯に対してはやや斜めから観察しているイメージである。図3では、近心根に合わせて観察方向を回転しているため、近心根の頰舌・近遠心的方向からの観察ができる。図4では、水平方向の回転に加えて観察方向を垂直方向に回転しているため、近心根の長軸方向が咬合面に対してどのような方向になっているかを観察できる。
　図5では、歯列弓を基準にした画像を示している。歯列平行断像では、パノラマ X 線写真のような画像が得られ、歯列弓全体を観察できる。歯列平行断像と直交した画像である歯列横断像では、頰舌的な位置関係や形態を観察できる。図6では、下顎管を基準にした画像を示している。歯列平行断像では、パノラマ X 線写真で観察できるような下顎管の全体像が得られる。歯列弓を基準にした画像とは基準線の曲線が異なるため、同じ歯列平行断像でも見え方が異なっている。
　観察方向により同じ構造物でもさまざまな画像を呈する。そのため、何を観察したいのかをよく考えて観察方向を決定し、画像を作成することが重要である（図7）。

画像の濃度調整方法

　基本的には DICOM Viewer が画像観察に適切な濃度（色合い）で表示する。しかしながら、撮

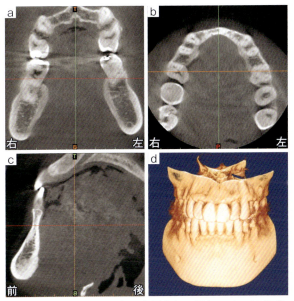

図❶ DICOM Viewer 上で表示される最初の CBCT 画像
a：冠状断像、b：軸位断像、c：矢状断像、d：3D 像

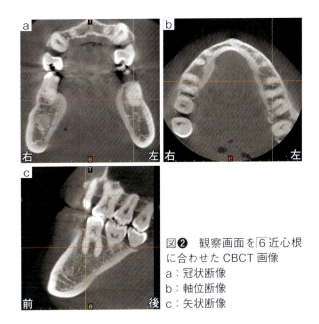

図❷ 観察画面を6̲近心根に合わせた CBCT 画像
a：冠状断像
b：軸位断像
c：矢状断像

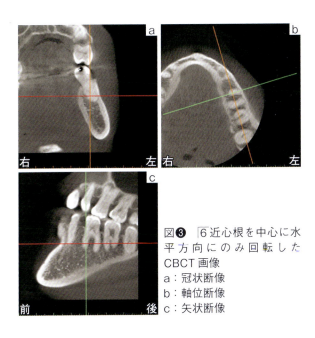

図❸ 6̲近心根を中心に水平方向にのみ回転した CBCT 画像
a：冠状断像
b：軸位断像
c：矢状断像

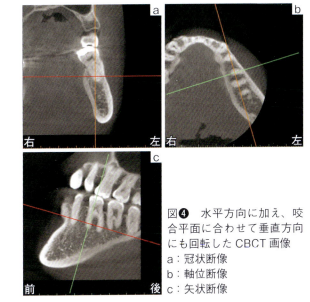

図❹ 水平方向に加え、咬合平面に合わせて垂直方向にも回転した CBCT 画像
a：冠状断像
b：軸位断像
c：矢状断像

影条件や被写体の状態により、つねに求めている濃度で表示するわけではない。同じ撮影条件で撮影が行われても、被写体の条件によって初めに画面上に写し出される濃度が異なる。そのため、全体的に明るいあるいは暗いと感じることがある。何を中心に観察したいのかによって、観察者自身が調整する必要がある。

濃度調整に関しては、通常のデジタル画像と同様に明るさやコントラストを調整することで適正な濃度にすることができる。この画像の濃度調整に関しては、観察者による主観の違いが生じる。最初に表示されたベースの画像から明るさやコン

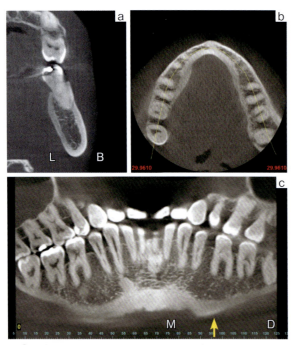

図❺　歯列弓を基準面にした CBCT 画像
a：歯列横断像
b：水平断像。線は歯列平行断像の基準線
c：歯列平行断像。矢印は歯列横断像の近遠心的位置

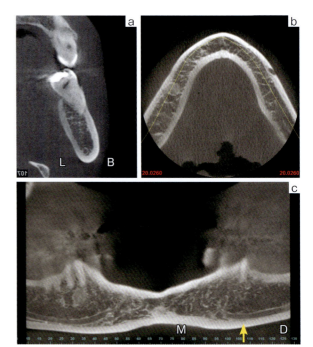

図❻　下顎管を基準にした CBCT 画像
a：歯列横断像
b：水平断像。線は歯列平行断像の基準線
c：歯列平行断像。矢印は歯列横断像の近遠心的位置

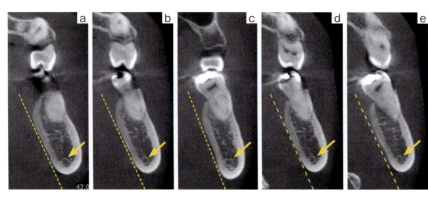

図❼　「6近心根を観察方向の違いで比較した頰舌的 CBCT 画像
a：冠状断像（回転なし）
b：冠状断像（水平方向に回転）
c：冠状断像（水平方向に加え咬合面に合わせて垂直的に回転）
d：歯列横断像（歯列弓に直交）
e：歯列横断像（下顎管に直交）
矢印は下顎管を線は舌側の骨の傾斜を示す

トラストを変化させることにより、どのように見えるかを示す（**図8**）。

　最初に表示されたままの水平断像を示す（図8a）。これをベースに画像の明るさを暗く調整すると、画素値（Gray-Scale 値）の最小値が高くなり、軟組織が図8aよりも観察しにくくなっている。最大値も高くなり、硬組織に関してはやや観察しやすくなっているように見える（図8b）。

　明るさを明るく調整すると、画素値の最小値が低くなり、前方の軟組織が図8aよりも観察しやすくなっているように見える。最大値も低くなり、硬組織、とくに皮質骨に関しては観察しにくくなっている（図8c）。

　コントラストを強く調整すると、画素値の最小値が高くなり、軟組織が図8aよりもかなり観察しにくくなっている。最大値は低くなり、硬組織、とくに歯や皮質骨が観察しにくい（図8d）。

　コントラストを弱く調整すると、画素値の最小

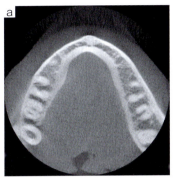
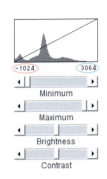
a：明るさ・コントラスト調整なし

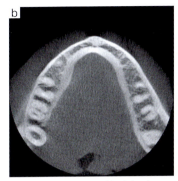
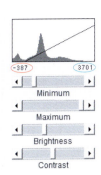
b：明るさだけを調整（暗く）

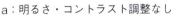
c：明るさだけを調整（明るく）

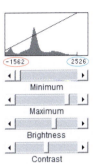

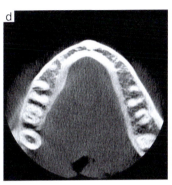
d：コントラストだけを調整（強く）

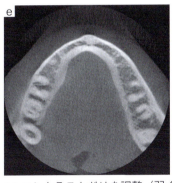
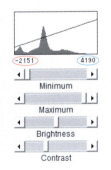
e：コントラストだけを調整（弱く）

図❽ a〜e 明るさ・コントラストを変化させたCBCT画像（水平断像）と画素値ヒストグラム

値が低くなり、軟組織が図8aよりもやや観察しやすくなっている。最大値は高くなり、海綿骨の骨梁構造などはやや観察しにくくなっているように見える（図8e）。

このように明るさやコントラストを変化させることによって、観察のしやすさも変化する。軟組織はCBCTでの観察が困難である。しかし、上顎洞内の炎症や粘膜肥厚、軟組織の腫脹などをおおまかに観察することが可能である。その場合には濃度やコントラストを変化させることによって、より観察が容易になることがある。いつも同じではなく、観察したいものによって濃度を変化させることで、より詳細な観察が可能となる。

見落としやすい骨形態や脈管

CBCT画像観察をするうえで、考慮しなけれ

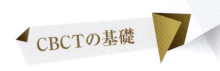

国内で流通している おもな CBCT 機器

CBCT の分類

　歯科用 CBCT は、1990年代後半に開発された。当初は医科用 CT の代替えとなる専用機として『広範囲を撮影する装置』と、『小照射野に限定した装置』が開発された。その後、2007年に『パノラマ X 線装置と歯科用 CBCT の複合機』が開発された。

　複合機には、大きく分けて、『パノラマ X 線装置をベースにしたもの』と、『CBCT 専用機をベースにしたもの』の 2 種類がある。複合機は、省スペースでコストパフォーマンスが高いことから、CBCT の普及を加速させた。

　しかしながら、複合機は専用機に比べると操作がやや複雑であるという問題点があった。また、パノラマ X 線装置をベースにした機種では、CBCT の画質が専用機のそれに比べて若干劣る場合があった。一方、CBCT 専用機をベースにした複合機の場合は、X 線の入射方向の問題から、パノラマ X 線画像の画質が劣る場合があった。

　FOV で分類すると、小照射野の撮影を得意とする機種や、広範囲の撮影を得意とする機種があった。

　最近では、これらの欠点を克服した次世代の複合機が登場してきている。専用機と同等の画質をもつ複合機や、広範囲から小照射までを 1 台で撮影できる装置、小照射野の撮影部位の自動位置づけなどが開発され、それらの欠点が徐々に克服されて成熟期を迎えようとしている。

　複合機においては、パノラマ X 線写真の断層域を可変し、最適な画像が得られる機種も登場している。さらには、さまざまなメーカーの CBCT の画像データが、ユニバーサルに CAD/CAM で使用できるようになり、その連携が強化されてきている。

機種選定時のチェックポイント

　装置の信頼性や操作性、さらにはメンテナンスへの対応は、機種を選択するうえで重要なポイントとなる。CBCT は精密機械で、必ず定期的なメンテナンスが必要となってくる。15年以上安定して使用するには、これらは不可欠な要素である。

　操作性に関しては、頭部の固定方法、撮影部位の位置づけ、アタッチメントの消毒や感染予防への配慮などがチェックポイントとなる。撮影時の患者導入・撮影・退室の一連の操作がストレスなく行えるかを確認しておきたい。とくに、経過観察をしている症例での位置再現性は、重要な要素である。

　これらの総合的な評価は、カタログスペックには現れにくいものなので、機種選定においては、複数のメーカーの装置を実際に試用して、"自院のコンセプト"に合致した機種を慎重に決定されることを推奨する。

　本項では、2018年現在で、最新技術が投入されたおもなメーカーの歯科用 CBCT の概要を紹介する。ここで紹介されていない機種にも優れたものはあるので、機種選定には広く最新の情報を検索して、検討していただきたい。

（冒頭解説：日本大学歯学部特任教授　新井嘉則）

各社 CBCT 機器のスペックおよび特徴

※ 掲載は社名五十音順。掲載情報は各メーカーより提供

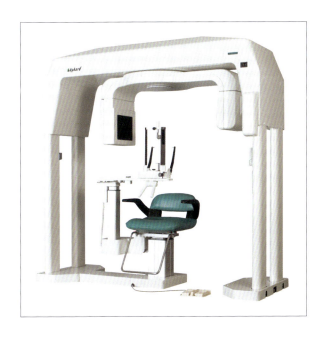

Alphard3030/2520
朝日レントゲン工業㈱

FOV：φ51×H51㎜、φ102×H102㎜、φ154×H154㎜、φ169×H119㎜、φ200×H179㎜／**Voxel Size**：10㎛、20㎛、30㎛、33㎛、39㎛／**管球焦点サイズ**：0.6×0.6㎜／**管電圧**：60～110kV／**管電流**：2～15mA／**総濾過**：2.8㎜ Al／**焦点・センサー間距離**：1,000㎜／**照射時間**：17秒／**回転角度**：360°／**センサー方式**：FPD／**照準方式**：5方向レーザー／**照準方法**：患者移動と装置移動との併用法／**専用機・パノラマX線兼用機**：専用機／**重量**：約480kg／**最低設置面積**：W2,020×D1,812×H1,950㎜／**価格**：3,500～4,000万円

特徴：診療目的に合わせて、デンタルCTからセファロCTまでの多様な撮影モードを標準装備。FPDと最先端の技術により、精度の高い3次元画像を得ることができ、より正確な治療の方向づけに役立つ。

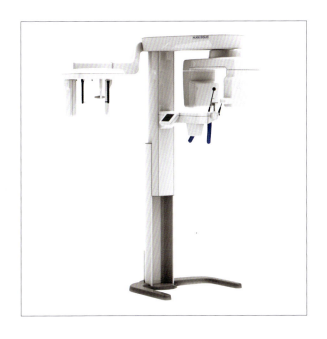

AUGE SOLIO
朝日レントゲン工業㈱

FOV：φ51×H55㎜、φ97×H100㎜、φ161×H100㎜、φ131×H164㎜、φ230×H164㎜／**Voxel Size**：10㎛、19㎛、31.5㎛、27㎛、39㎛／**管球焦点サイズ**：0.5×0.5㎜、0.6×0.6㎜／**管電圧**：60～100kV、120kV／**管電流**：2～12mA／**総濾過**：2.5㎜ Al／**焦点・センサー間距離**：600㎜／**照射時間**：8.5秒、17秒／**回転角度**：180°、360°／**センサー方式**：FPD／**照準方式**：3ビーム／**照準方法**：装置移動法／**専用機・パノラマX線兼用機**：パノラマX線兼用機（セファロ付きあり）／**重量**：200kg、220kg／**最低設置面積**：W1,163×D1,373×H2,289㎜、W1,900×D1,373×H2,289㎜／**価格**：1,800～3,120万円

特徴：先進のオール・イン・ワン・システム。高解像度撮影に加え、広域の撮影範囲と患者にやさしく正確なポジショニングシステムで、精緻な画像診断を実現。CTの撮影範囲、セファロ撮影の有無によって、4機種をラインナップ。

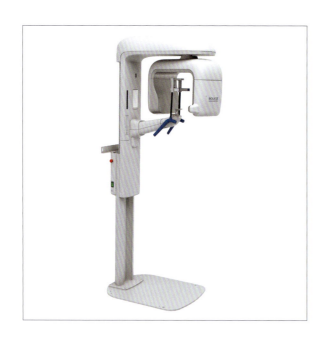

SOLIO X
朝日レントゲン工業㈱

FOV：φ51×55mm、φ90×91mm／Voxel Size：10μm、17.7μm、／管球焦点サイズ：0.6×0.6mm／管電圧：60～85kV／管電流：2～8mA／総濾過：2.5mm Al／焦点・センサー間距離：560mm／照射時間：6秒、12秒／回転角度：180°、360°／センサー方式：FPD／照準方式：3ビーム／照準方法：装置移動法／専用機・パノラマX線兼用機：パノラマX線兼用機／重量：177kg／最低設置面積：W992×D1,210×H2,280mm／価格：1,450万円

特徴：優れた品質とコストパフォーマンス。自社開発ソフトウェアNEOPREMIUM2との統合されたソリューションにより、歯科診断環境に妥協のないパフォーマンスと快適さを提供。横幅・奥行ともに1,500mmのX線室に設置が可能。

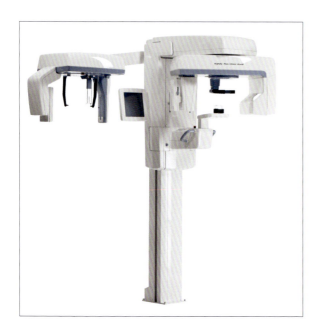

KaVo Pan eXam Plus 3D
カボ デンタル システムズ ジャパン㈱

FOV：φ40×60mm、φ80×60mm／Voxel Size：85μm、133μm、200μm、300μm／管球焦点サイズ：0.5×0.5mm／管電圧：57～90kV／管電流：3.2～16mA／総濾過：2.5mm Al以上／焦点・センサー間距離：570mm／照射時間：2.3～12.5秒（撮影時間は10.1～20.1秒）／回転角度：180°、360°／センサー方式：CMOS／照準方式：3方向レーザー／照準方法：装置移動法／専用機・パノラマX線兼用機：パノラマX線兼用機（セファロ付きあり）／重量：200kg、250kg（セファロ付き）／最低設置面積：W1,200×D1,430mm、W2,100×D1,430mm（セファロ付き）／価格：2,100万円、2,300万円（セファロ付き）

特徴：パノラマX線撮影機のパイオニアが提供する複合機。マルチレイヤーパノラマ機能は、1回の撮影で異なる5つのレイヤーで画像を構築し、前歯部の画像を的確に描出することが可能。3D撮影機能は金属アーチファクト低減機能を搭載し、画質に磨きをかけた。

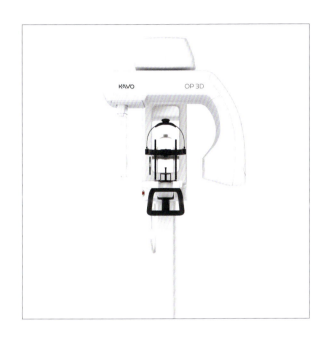

KaVo OP 3D
カボ デンタル システムズ ジャパン㈱

FOV：φ50×H50㎜、φ90×H60㎜、φ110×H90㎜、φ140×H90㎜（オプション）／**Voxel Size**：80㎛、125㎛、200㎛、250㎛、280㎛、300㎛、320㎛、350㎛、400㎛／**管球焦点サイズ**：0.5×0.5㎜／**管電圧**：60～95kV／**管電流**：2～16mA／**総濾過**：2.5㎜ Al 以上／**焦点・センサー間距離**：580㎜／**照射時間**：1.67～20秒（撮影時間は10～20秒）／**回転角度**：180°、360°／**センサー方式**：CMOS／**照準方式**：3方向レーザー／**照準方法**：装置移動法／**専用機・パノラマX線兼用機**：パノラマX線兼用機（セファロ付きは2018年秋発売予定）／**重量**：110kg／**最低設置面積**：W1,240×D1,330㎜／**価格**：1,280万円、1,400万円（オプション付き）

特徴：2018年3月発売のエントリーレベル複合機。簡便さと効率が融合したシステム。日々の診療に不可欠なパノラマX線撮影は簡便かつ確実に、3D撮影プログラムはさまざまな撮影領域と解像度の設定が可能。術者のストレスをなくすため、撮影手順のワークフローを最適化した。

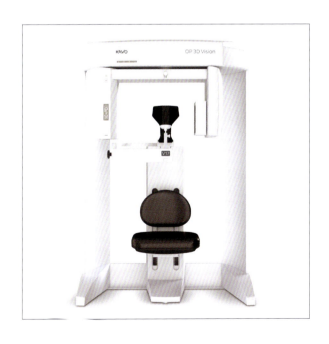

KaVo OP 3D Vision
カボ デンタル システムズ ジャパン㈱

FOV：φ80×H58㎜、φ160×H40㎜、φ160×H60㎜、φ160×H80㎜、φ160×H100㎜、φ160×H110㎜、φ160×H130㎜、φ230×H170㎜／**Voxel Size**：125㎛、200㎛、250㎛、300㎛、400㎛、600㎛／**管球焦点サイズ**：0.5×0.5㎜／**管電圧**：90～120kV／**管電流**：3～5mA／**総濾過**：10㎜ Al 以上／**焦点・センサー間距離**：700㎜／**照射時間**：2～7.4秒（撮影時間は4.9～26.9秒）／**回転角度**：180°、360°／**センサー方式**：FPD／**照準方式**：3方向レーザー／**照準方法**：患者移動法／**専用機・パノラマX線兼用機**：パノラマX線兼用機／**重量**：230kg／**最低設置面積**：W1,300㎜×D1,300／**価格**：1,200万円（V8タイプ）、1,500万円（V10タイプ）、1,800万円（V17タイプ）

特徴：3D撮影領域が後からアップグレードでき、診断の幅に合わせて3D撮影領域を広範囲に拡張可能。被曝線量を抑え、かつ画像診断に重要な画質そのものを向上させた。多彩なソフトウェアで診療を強化するとともに、患者のインフォームド・コンセント向上にも寄与する。

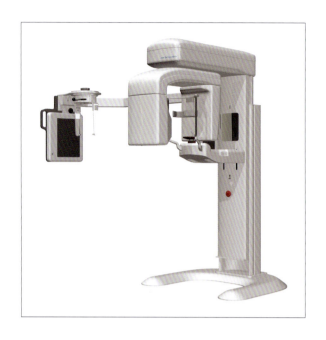

KR-X SCAN
㈱近畿レントゲン工業社

FOV：φ120×80mm、φ160×100mm／Voxel Size：180μm／管球焦点サイズ：0.5mm×0.5mm／管電圧：60〜90kV／管電流：5〜10mA／総濾過：2.7mm Al 以上／焦点・センサー間距離：550mm／照射時間：19秒／回転角度：370°／センサー方式：FPD／照準方式：レーザー／照準方法：患者移動と装置移動との併用法／**専用機・パノラマX線兼用機**：パノラマX線兼用機（セファロ付きあり）／**重量**：183kg、200kg（セファロ付き）／**最低設置面積**：W1,500×D1,500mm／**価格**：1,280万円〜

特徴：省スペース設計により、1.5m角のX線室にデンタル機器も同時に設置できる。予算に応じて、顎先から顎関節をはじめ、上顎洞まで一度に撮影可能なセンサーサイズへのアップグレードが可能。自社京都工場にて製造ながら、高コストパフォーマンスな製品。

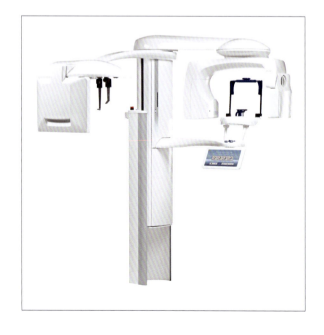

プロマックス3D Classic
㈱ジーシー

FOV：φ50×50mm、φ50×80mm、φ80×50mm、φ80×80mm、φ110×50mm、φ110×80mm／Voxel Size：75μm、100μm、150μm、200μm、400μm／管球焦点サイズ：0.5×0.5mm／管電圧：60〜90kV／管電流：1〜14mA／総濾過：2.5mm Al 等量以上／焦点・センサー間距離：527mm／照射時間：3〜36秒／センサー方式：CMOS、FPD／照準方式：3方向レーザー／照準方法：患者移動と装置移動との併用法／**専用機・パノラマX線兼用機**：パノラマX線兼用機（セファロ付きあり）／**重量**：119kg／**最低設置面積**：W1,500×D1,370mm／**価格**：1,280万円

特徴：水平埋伏智歯を含む歯列全域（φ110mm）を高画質撮影。エンド、ペリオなどの日常臨床からインプラントの症例まで、さまざまな診断に対応。アーチファクト低減など、高画質化機能に加え、実効照射線量を大幅に低減する機能などを装備。

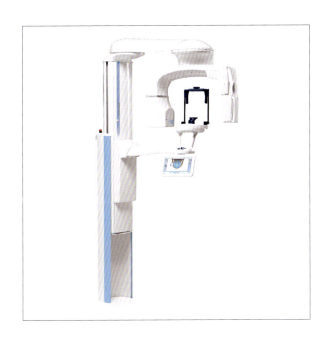

プロマックス3D Mid
㈱ジーシー

FOV：φ40×50㎜、φ40×80㎜、φ80×50㎜、φ80×80㎜、φ100×60㎜、φ100×100㎜、φ100×170㎜、φ160×60㎜、φ160×100㎜、φ160×170㎜ φ200×60㎜、φ200×100㎜、φ200×170㎜／**Voxel Size**：75㎛、100㎛、150㎛、200㎛、400㎛／**管球焦点サイズ**：0.5㎜×0.5㎜／**管電圧**：60〜90kV／**管電流**：1〜14mA／**総濾過**：2.5㎜ Al等量以上／**焦点・センサー間距離**：600㎜／**照射時間**：3〜36秒／**センサー方式**：CMOS、FPD／**照準方式**：3方向レーザー／**照準方法**：患者移動と装置移動との併用法／**専用機・パノラマX線兼用機**：パノラマX線兼用機（セファロ付きあり）／**重量**：136kg／**最低設置面積**：W1,700×D1,500㎜／**価格**：2,350万円

特徴：FOV最大φ200×170㎜の高画質画像を提供する、all-in-one ProMaxの最上位機種。オプションの「プロフェイス」は、顔貌の3Dフォトを取得し、CT画像と重ね合わせることで、軟組織と硬組織の関係を定量的に把握することが可能。

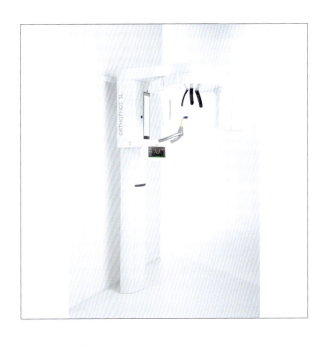

ORTHOPHOS SL 3D Plus
デンツプライシロナ㈱

FOV：φ110×100㎜／**Voxel Size**：160㎛、80㎛（HDモード）／**管球焦点サイズ**：0.5×0.5㎜／**管電圧**：60〜90kV／**管電流**：3〜16mA／**照射時間**：2〜5秒／**回転角度**：200°／**センサー方式**：FPD／**照準方式**：3方向レーザー／**専用機・パノラマX線兼用機**：パノラマX線兼用機（セファロ付きあり）／**重量**：110kg／**最低設置面積**：D1,411×W1,280×H2,250㎜／**価格**：1,980万円（税別）

特徴：画期的なシャープレイヤー（SL）テクノロジーを搭載。CBCTモードでは、睡眠時無呼吸症候群の治療プランニングに十分なφ110×100㎜の撮影範囲と、通常診療用の80×80㎜の撮影範囲から選択可能。

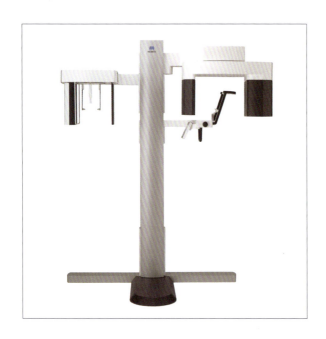

ベラビュー X800
㈱モリタ

FOV：φ40×H40㎜、φ40×H80㎜、φ80×H40㎜、φ80×H50㎜、φ80×H80㎜、R100×H40㎜、R100×H50㎜、R100×H80㎜、φ150×H50㎜、φ150×H75㎜、φ150×H140㎜／**Voxel Size**：80〜320μm／**管球焦点サイズ**：0.5㎜／**管電圧**：60〜100kV／**管電流**：2〜10mA／**総濾過**：最小2.5㎜ Al 以上／**焦点・センサー間距離**：600㎜／**照射時間**：約9.4秒（180°）、約17.9秒（360°）／**回転角度**：180°、360°（φ150×140㎜時、360°を2回撮影）／**センサー方式**：FPD／**照準方式**：3方向レーザー／**照準方法**：装置移動法／**専用機・パノラマX線兼用機**：パノラマX線兼用機（セファロ付きあり）／**重量**：約185kg、約220kg／**最低設置面積**：W1,400×D1,200×H2,185㎜、W2,000×D1,200×H2,185㎜（セファロ付き）／**価格**：960万円〜

特徴：CT撮影に加え、パノラマX線・セファロ撮影を1台で可能にしたAll-in-oneタイプのX線診断装置。CT撮影は、水平にX線を照射することで、アーチファクトの少ない画像を取得可能。パノラマX線撮影は、全域にわたってフォーカスの合った画像を取得できるAFP（全顎自動焦点補正）機能を搭載。

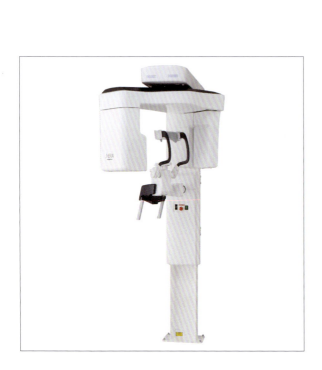

X-era MF
㈱ヨシダ

FOV：φ44×64㎜、φ80×79㎜、φ110×79㎜、φ156×79㎜／**Voxel Size**：90μm、150μm、180μm、230μm／**管球焦点サイズ**：0.2×0.2㎜／**管電圧**：70〜90kV／**管電流**：2〜4mA／**総濾過**：2.5㎜ Al 等量以上／**焦点・センサー間距離**：650㎜（パノラマ）、670㎜（3D）／**照射時間**：7〜12秒（パノラマ）、8〜15秒（セファロ）、12〜20秒（3D）／**回転角度**：228〜360°／**センサー方式**：CMOS（カドテル：直接方式）、FPD／**照準方式**：2方向レーザー／**照準方法**：患者移動と装置移動との併用法／**専用機・パノラマX線兼用機**：パノラマX線兼用機（セファロ付きあり）／**重量**：155kg／**最低設置面積**：W1,070㎜×D1,365㎜／**価格**：980万円

特徴：歯内療法時の根尖方向の確認に使用できる小FOVから、両顎関節同時撮影可能な大FOVまで、さまざまな症例に利用可能。日常診療で最も使用頻度の高いパノラマX線写真は、Direct C-MOSセンサーと独自の画像構築技術により高精細な画像を表示する。

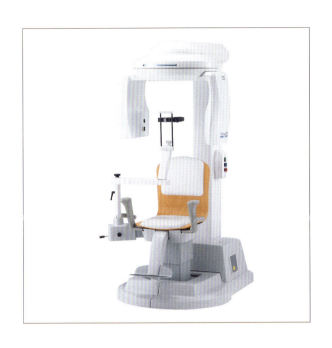

ファインキューブv14
㈱ヨシダ

FOV：φ56×H51㎜、φ81×H74㎜／Voxel Size：108×108×99㎛、157×157×144㎛／管球焦点サイズ：0.2×0.2㎜／管電圧：90kV／管電流：4mA／総濾過：2.5mm Al等量以上／焦点・センサー間距離：700㎜／照射時間：8.6〜33.5秒／回転角度：228〜360°／センサー方式：FPD／照準方式：正中レーザー、カメラ併用／照準方法：装置移動法／専用機・パノラマX線兼用機：パノラマX線兼用機／重量：390kg／最低設置面積：W1,170×D1,625㎜／価格：3,000万円

特徴：高精細な画像の取得が可能。また、機能性・操作性に優れたCT画像ソフトはマウスのみの操作でCT画像を扱うことができ、診査・診断から患者への説明までさまざまな場面で診療をサポートする。位置づけはナビゲーションを搭載しているので、簡単に行える。

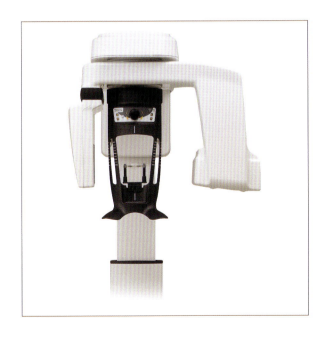

トロフィーパン スマート オシリス3Dシリーズ
㈱ヨシダ

FOV：φ40×40㎜（小児）、φ50×50㎜、φ80×50㎜、φ80×80㎜（小児）、φ80×90㎜／Voxel Size：75㎛、150㎛、300㎛、400㎛／管球焦点サイズ：0.7×0.7㎜（OPX/110-S CEI）、0.6×0.6㎜（D-067 Toshiba）／管電圧：60〜90kV／管電流：2〜15mA／総濾過：2.5mm Al等量以上／焦点・センサー間距離：600㎜／照射時間：3〜15秒／回転角度：0〜240°／センサー方式：CMOS（間接方式）／照準方式：フェイスマスクに標記されたマーカーにて対面位置づけ（レーザーなし）／照準方法：装置移動法／専用機・パノラマX線兼用機：パノラマX線兼用機（セファロ付きあり）／重量：92kg（セファロなし）／最低設置面積：W2,000×D1,400㎜／価格：995万円

特徴：機能性と使いやすさをバランスよく融合させたシステム。CT機能は高精細モードや低線量モードなど幅広い症例や患者に対応する豊富な撮影モードを搭載。

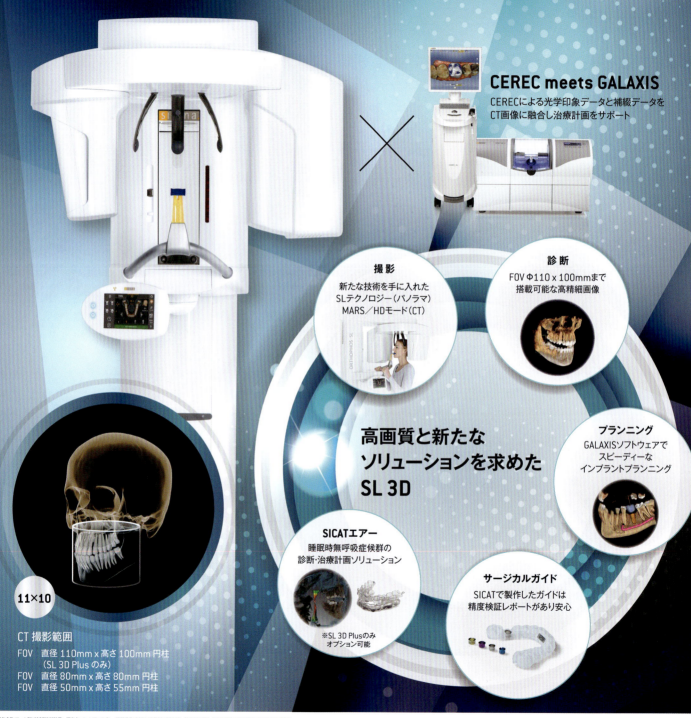

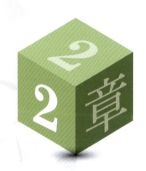

口腔外科での CT活用

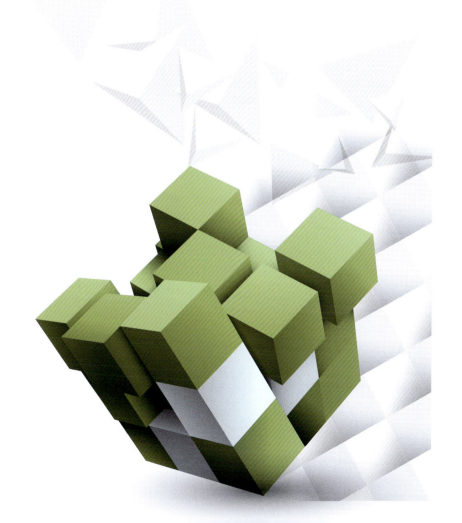

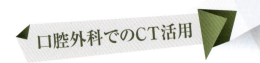

インプラント治療におけるCBCTの活用

日髙豊彦　Toyohiko HIDAKA
神奈川県・日髙歯科クリニック

　Allan MacLeod Cormackの理論をもとにGodfrey Newbold Hounsfieldによって発明され、1971年に英国EMIから発表されたCTは、1975年にわが国にも輸入され、医科の臨床に使われ始めた。しかし、スライスの厚みや画像の荒さから歯科領域ではあまり注目されることはなかった。

　歯科領域で本格的に使われるようになったのは、螺旋状に撮影するHelical Computed Tomographyが1986年に開発されてからであろう。そして、1998年に検出器を多列にしたMDCT（Multidetector Computed Tomography）が開発されたころから、一般臨床医もインプラント手術の診断に利用するようになった。

　近年では、画像が鮮鋭で座位で撮影できる歯科用CBCTが開発され、歯科での普及が進んでいるようである。筆者も1990年よりインプラント治療にCBCTを利用しているが、画像の鮮鋭さには隔世の感がある。

コンピュータガイデッドサージェリー

　また、インプラントの分野ではCBCTの画像を診断に使うだけではなく、シミュレーションソフトに取り込み、3次元的に診断し手術を行うコンピュータガイデッドサージェリー（Computer Guided Surgery）と呼ばれる方法が普及してきている。この方法により、修復物をデジタルデータで製作するCAD/CAMとも連動し、インプラント手術の診断から修復物の製作までコンピュータ上でシームレスに行えるようになってきている。

　医科用CTやCBCT（またはDVT）のデータをDICOM形式でインプラント埋入ソフトに取り込み、コンピュータ画面上で診断およびサージカルガイドの設計、または手術の支援を行うシステムを、一般にコンピュータガイデッドサージェリーと呼ぶ。これには静的なシステム（Computer Guided Static Surgery）と動的なシステム（Computer Guided Dynamic Surgery）がある。わが国では静的なシステムが主流であり、現在9社から発売されている。本項では、静的システムについて解説する。

　このシステムではCTデータをインプラント埋入ソフトに取り込んだ画像（仮想空間）で診断を行った後、サージカルガイドを製作し、インプラントの埋入を行う。サージカルガイドの分類には、形態からチャンネル型（Channel type）、チューブ型（Tube type）、スリーブ型（Sleeve type）、またはスリーブ・イン・スリーブ型（Sleeve in Sleeve type）に大別できるが、コンピュータガイデッドサージェリーではスリーブ・イン・スリーブ型が主流になりつつある。

　また、サージカルガイドの支持源から粘膜支持型、骨支持型、残存歯支持型に分類できる。製作方法からは技工作業による方法（handicraft）とCAD/CAMを利用したコンピュータ支援によるもの（computer aid）に分類でき、メーカーによってはその中間型と考えられるものもある。これらのコンピュータを利用したサージカルガイドを用いてインプラント埋入を行うことが、正確さを改

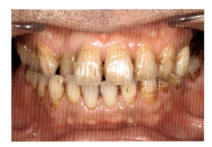
図❶　初診時の正面観

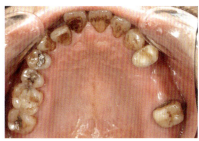
図❷　同、上顎咬合面観。左上欠損部にインプラントによる修復治療を希望して来院した

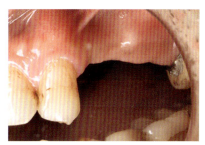
図❸　｜4抜歯後の左上欠損部の強拡大

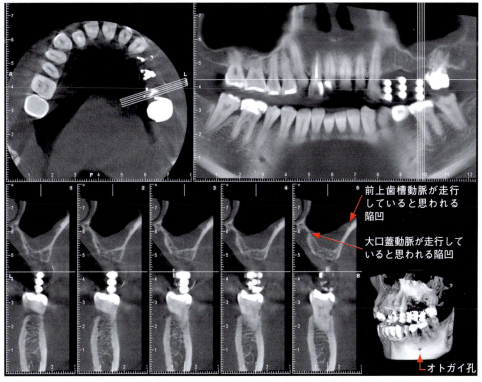
図❹　術前のCT画像。インプラントを埋入するには既存骨が垂直的に不足している。CT画像からは硬組織だけではなく、推測されるさまざまな情報が見てとれる

善するのに有用であるとする論文[1～3]もあるが、誤差の最大値を考慮した場合、正確とはいいがたいとする否定的論文もある[4～6]。ただ、否定的論文もこのようなサージカルガイドを用いないよりは正確だが、完全とはいえないとしており、盲目的に信じないよう警鐘を鳴らしているように受け取れる。

　筆者の臨床実感としては、各社のコンピュータソフトは非常に正確であるが、CBCTの空間解像度やアーチファクト除去機能などにより、硬組織が実際よりもわずかに少なく表現され、深いインプラント埋入になる傾向があると感じている。解決策としては、予定した埋入深度よりわずかに浅い位置に埋入してサージカルガイドを外し、インプラント周囲組織との関係を確認後、最終埋入深度を決定することが、エラーを起こさないポイントではないかと考えている[7]。

臨床例

　53歳、男性。2011年に左上欠損部にインプラントによる修復治療を希望して来院した（図1～3）。CBCTで撮影すると（図4）、インプラントを埋入するには既存骨が垂直的に不足しており、上顎洞底挙上術の適応症であると診断した。CBCT

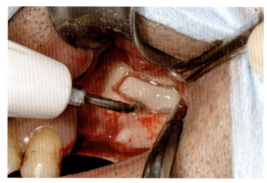

図❺ ピエゾトームを用いて上顎洞頬側壁を切削し、上顎洞底挙上術を行った

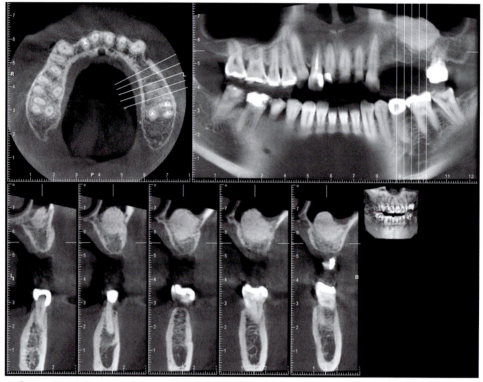

図❻ 上顎洞底挙上術より9ヵ月後。前上歯槽動脈が走行していると予測される陥凹を避けて、側壁開窓を行った

はX線による断層撮影であるため、血管造影剤を用いなければ血管を画像上で確認することはできないが、口腔内の動脈の多くは硬組織に守られるように走行している。

図4の断層像からも、上顎洞頬側壁内面にわずかな陥凹が識別でき、この陥凹に前上歯槽動脈が走行していると予測される。上顎洞底挙上術を頬側壁からアプローチする際、術中の出血を避けるためには、回避すべき構造だと思われる。

また、口蓋壁の外側にも大きな陥凹が確認できるが、この陥凹に沿って大口蓋動脈が走行していると予測され、口蓋から軟組織を採取する際、メスの深度の目安となる。なお、この症例では|6遠心相当部よりこの陥凹が確認できないことから、相当部より遠心では硬組織に触れるまでメスを入れると、大口蓋動脈を損傷する危険性が高いことがわかる。

前述した、前上歯槽動脈が走行していると予測される陥凹から離れた位置にピエゾトームを用いて上顎洞頬側壁を切削し（**図5**）、上顎洞底挙上術を行い、人工骨（Bio-Oss®：Geistlich）を塡塞した。

9ヵ月後にCT撮影（**図6**）を行うとともに、診断用ワックスアップ模型を製作して咬合診査用

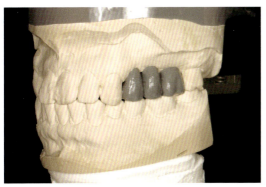

図❼ インプラントによる修復治療のための診断用ワックスアップ模型

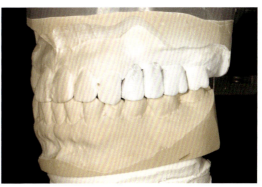

図❽ 診断用ワックスアップ模型を咬合診査用スプレーにて白色塗装

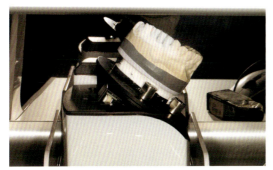

図❾ 診断用ワックスアップ模型をモデルスキャナーにて読み込む

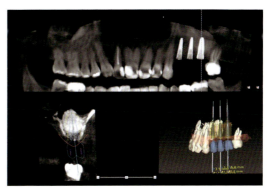

図❿ 診断用ワックスアップ模型と、CTのデータを一体化させたインプラント埋入ソフトの画面。画面上で埋入位置や深さを決定すると、自動的に適切なインプラントが選択される

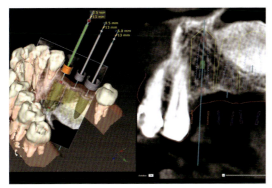

図⓫ 問題があると色が変わるなど、初めてソフトを使う者にも直感的な操作が可能で、使用感はよいと思われる

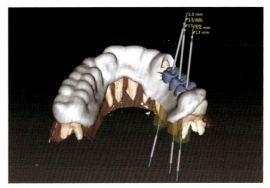

図⓬ ボタンひとつで自動的に残存歯支持型のサージカルガイドが画面上で製作され、送信ボタンを押せばサージカルガイドの情報が工場へ送信される

スプレー（okklean：DFS）にて白色塗装し、モデルスキャナー（NobelProcera® scanner Genion II：Nobel Biocare）にてデジタル画像に転換した（図7〜9）。

この模型のデジタル画像とCTをDICOM形式でコンピュータに取り込み、インプラント埋入ソフト（NobelClinician：Nobel Biocare）上で一体化させて診断を行う（図10、11）。画面上で埋入位置や深さを決定すると、自動的に適切なインプラントが選択され、問題があると色が変わるなど、初めてソフトを使う者にも直感的な操作が可能で、使用感はよいと思われる。埋入位置が決定されると、ボタンひとつで自動的に残存歯支持型のサージカルガイドが画面上で製作され（図12）、送信ボタンを押せば、サージカルガイドの情報が工場へ送信される。

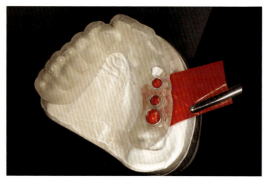

図⓭ 納品されたサージカルガイドは、デジタル画像の元となった模型で、適合の検査や、必要があれば調整を行う

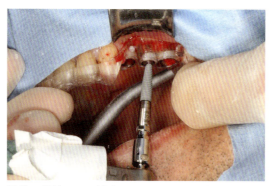

図⓮ 薬液により消毒したサージカルガイドでインプラント埋入を行う

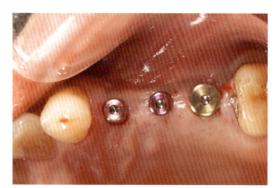

図⓯ フラップレスにて低侵襲にインプラントを埋入した

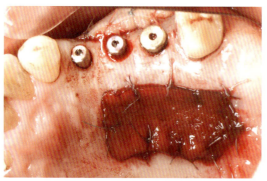

図⓰ 口蓋より角化歯肉を含む軟組織を採取し、創面はヘムコンデンタルドレッシング(ゼリア新薬工業)を縫合した

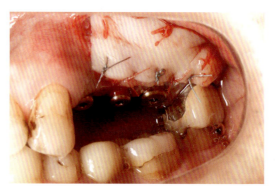

図⓱ 採取した軟組織を頬側へ移植する遊離歯肉移植を行った

納品されたサージカルガイドはデジタル画像の元となった模型で、適合の検査や、必要があれば調整を行い(図13)、薬液による消毒後、手術に用いる(図14)。非常に精度の高いソフトとサージカルガイドであるので、本症例は歯肉弁を作らない、いわゆるフラップレスにて低侵襲にインプラントを埋入した(図15)。

インプラント周囲の付着歯肉が少なかったため、インプラント埋入側口蓋より角化歯肉を含む軟組織を採取して(図16)、頬側へ移植する遊離歯肉移植を行った(図17)。

この手術では、前述した大口蓋動脈に損傷を与えない情報として、CT画像(図4、6)が役立つことになる。修復物はCAD/CAMにてチタンベースの酸化ジルコニア製カスタムアバットメント(NobelProcera®:Nobel Biocare)に二ケイ酸リチウムのクラウン(IPS e.max Press:Ivoclar Vivadent)をレジンセメント(レジセム:松風)にて合着した(図18、19)。

インプラントを埋入して3年であるが、経過は良好である(図20〜22)。

誌面の都合上、近年多用されているコンピューターガイデッドサージェリーを中心に解説したが、インプラント治療を行うにあたり、CT画像はさまざまな方向から観察でき、硬組織の量だけでは

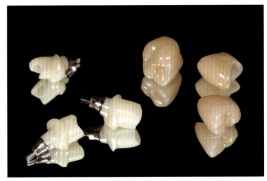

図⓲ 修復物は、CAD/CAM にてチタンベースの酸化ジルコニア製カスタムアバットメントと、ニケイ酸リチウムのクラウンを製作した

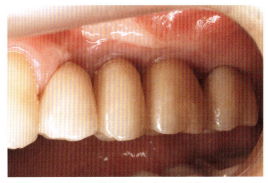

図⓳ 修復物はレジンセメントにて合着した

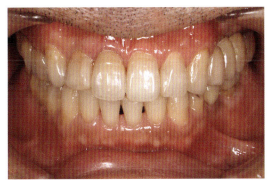

図⓴ インプラント埋入より3年後の正面観

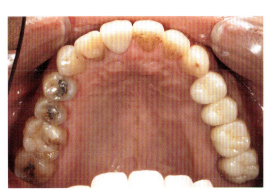

図㉑ 同、咬合面観

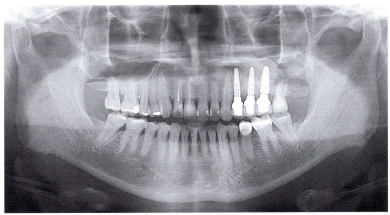

図㉒ 同、パノラマX線写真

なく、血管や神経の走行を予測させる構造を教えてくれる重要な資料となる。

【参考文献】

1) Ganz SD: Presurgical Planning With CT-Derived Fabrication of Surgical Guides. J Oral Maxillofac Surg, 63: 59-71, 2005.
2) 松原秀樹,仲西康裕,木村和代,高薄紀男,古賀剛人,越智守生:サージカルガイドシステム「Implant Master」を使用したインプラント埋入手術の考察.顎顔面バイオメカニクス学会誌,13(1):45-50,2007.
3) Behneke A, Burwinkel M, Knierim K, Behneke N: Accuracy assessment of cone beam computed tomography-derived laboratory-based surgical templates on partially edentulous patients. J Clin Oral Impl Res, 23: 137-143, 2012.
4) 荒井良明,星名秀行,藤井規孝,吉田恵子,魚島勝美:コンピュータガイドシステムを用いたインプラント治療.新潟歯学会誌,37(2):211-213,2007.
5) Cassetta M: Accuracy of a Computer-Aided Implant Surgical Technique. J Periodontics Restorative Dent, 21(4): 64-72, 2013.
6) Hinckfuss S, Conrad HJ, Lin L, Lunos S, Seong WJ: Effect of Surgical Guide Design and Surgeon's Experience on the Accuracy of Implant Placement. J Oral Implantol, 38(4): 311-323, 2012.
7) 日髙豊彦:ノーベルガイドとプロセラによるソリューション:インプラントと審美における論争と革新.日本デジタル歯科学会誌,4(1):55-69,2014.

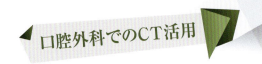

歯科小手術における CBCT の活用と注意点

中岡一敏　Kazutoshi NAKAOKA
鶴見大学歯学部　口腔顎顔面外科学講座

濱田良樹　Yoshiki HAMADA

　歯科に特化して開発された CBCT は、従来の医科用 CT に比べて、とくに硬組織を歪みなく高い精度で描出可能であり、歯や歯周組織、顎骨の形態、各解剖学的構造の位置関係などを3次元的かつリアルに観察できる。

　また、軸位断（水平断）・前頭断（冠状断）・矢状断といった一般的な再構成画像に加えて、歯列に直交する歯列横断像（頬舌方向の断面）や歯列縦断像といった MPR 画像（Multi planar reconstruction：多断面再構成）を任意に再構成することで、歯を中心とした顎骨の3次元的形態の把握と立体的イメージをつくりやすい。

　CBCT は医科用 CT に比べ、撮影範囲を絞ってボクセルサイズを小さくすることで高い空間分解能の獲得と被曝線量の低減を可能としているため、比較的小さな顎骨内病変の検査に有効である。コントラスト分解能は医科用 CT に劣るため、軟組織の描出には不向きだが、逆に金属アーチファクトが目立ちにくいという特徴がある。

　以上の特徴を理解したうえで、目的に合わせた CBCT と医科用 CT との使い分けが必要であり、口腔外科では、おもに難度の高い抜歯やインプラント治療など小範囲の顎骨内処置に先立って CBCT を適用している。撮影範囲が軟組織を含む広範囲に及ぶ場合や、CT 値による質的評価が必要となる腫瘍性病変や顎変形症などには、医科用 CT を用いている。

　本項では、CBCT が有用と思われる口腔外科疾患における活用法について概説するとともに、CBCT 普及に伴う臨床上の注意点についても考察する。

難抜歯・埋伏歯抜歯、上顎正中埋伏過剰歯の抜歯

　抜歯の際には、CBCT の画像情報から歯槽骨や歯根膜の状態、歯根形態、埋伏歯の位置、下顎管や上顎洞との位置関係などを3次元的に把握することで、より安全な処置が可能となる。

1．難抜歯

　歯根が離開、湾曲、肥大しており、抜歯困難が予想される場合には、処置前に歯根形態を3次元的に把握することが重要である。とくに、CBCT により再構成される歯列横断像は、単純 X 線写真では把握できない頬舌的な根離開や根湾曲の評価に有効で、術中の歯根分割の必要性や分割方向を決定する際に有用である（図1）。

　また、歯根癒着は萌出困難歯や外傷歯などにみられるが、CBCT の画像上では歯根膜腔が確認できず、周囲歯槽骨の骨硬化が認められることが多い（図2）。歯根癒着が疑われる場合には、歯槽骨削除や歯根分割を想定しておく必要がある。

　また、デンタル X 線写真やパノラマ X 線写真で、根尖が上顎洞へあきらかに突出している場合には、CBCT による MPR 画像から歯根周囲の歯槽骨の厚みや連続性を確認する（図3）。

　周囲歯槽骨が薄い、または連続性が消失している場合は、上顎洞へ歯根を迷入させやすく、術後に上顎洞口腔瘻となるリスクがあるため、十分な事前説明を行い、術中の抜歯操作に注意する。

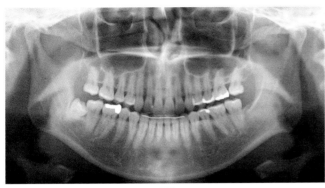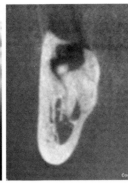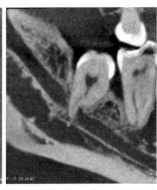

図❶ パノラマX線写真では、|8の根尖は一見離開していないように見えるが、CBCTの歯列横断像では、歯根が下顎管を挟むように頬舌方向に離開しているのが確認できる

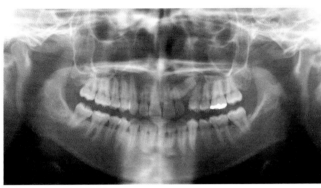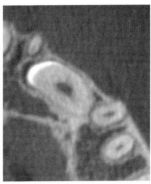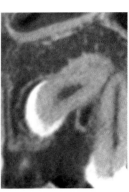

図❷ パノラマX線写真では、|3の骨性埋伏が確認される。CBCTで撮影したところ、根尖周囲の歯根膜は確認されず、周囲骨の肥厚が確認される。歯根癒着による萌出障害と診断された

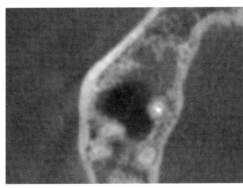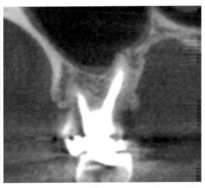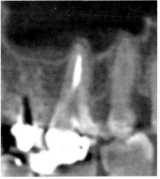

図❸ |6根尖を上顎洞へ迷入させた症例（図10、後述）の反対側6|のCBCT画像。口蓋根の根尖は、上顎洞へ突出しており、洞底皮質骨の連続性が一部消失しているのが確認される。左側も同様の状況であったと考えられる

とくに歯根破折を来し根尖部のみが残存している場合には、ヘーベル操作の際に押し込むような力を決して加えてはならない。ルートチップや探針などを併用して慎重に対応すべきである。

2．下顎埋伏智歯抜歯（図4）

下顎埋伏智歯の抜歯を行う際に、パノラマX線写真上で智歯根尖と下顎管が交叉している症例には注意が必要である。とくに、パノラマX線写真上で下顎管の狭窄や偏位を認める場合や、下顎管の上壁や上下壁が欠損している場合、また根尖が暗く映っている場合などは、下顎管と歯根が接触している可能性が高いので、CBCTによる3次元的な位置関係と根尖の形態把握が必須である。CBCTの歯列横断像で、歯根と下顎管の間

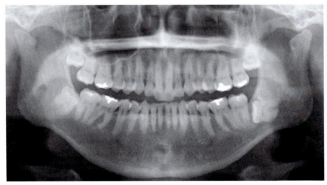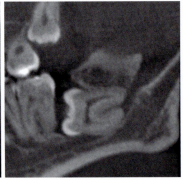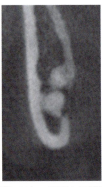

図❹ パノラマX線写真上、8̲近心根尖は下顎管との交叉を認め、不鮮明である。CBCTの歯列横断像では、歯根と下顎管の間に皮質骨は介在せず、下顎管はダンベル状を呈している。抜歯の際には、下顎管損傷のリスクが高いと考えられる

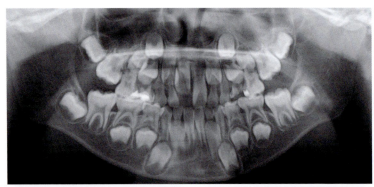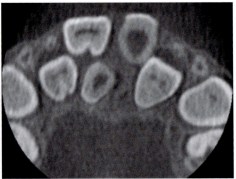

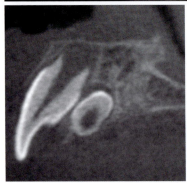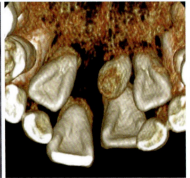

図❺ パノラマX線写真では、上顎正中過剰埋伏歯の存在がはっきりしないが、CBCTにて埋伏歯の深さや埋伏方向、永久歯との位置関係を明確にすることが可能である。とくに、3次元像により抜歯操作はイメージしやすくなる。本例では、1̲は根尖未完成であるが、萌出遅延の原因が埋伏過剰歯にあると判断し、抜歯を施行した

に皮質骨が介在しない場合や、下顎管の形態が円形ではなくダンベル状になっている場合には、下顎管損傷のリスクが高いと考えられ、必要に応じて歯冠部のみを除去し、歯根を残存させる歯冠除去術や2回法による抜歯を検討する。

3．上顎正中埋伏過剰歯（図5）

上顎正中埋伏過剰歯の抜歯は、基本的に隣接する永久歯根の完成後でよいが、近接する永久歯の萌出障害や歯根吸収の可能性がある場合には、早期抜歯の適応となる。埋伏過剰歯の詳細な埋伏状況の把握と抜歯時期の決定にも、CBCTによる画像検査が有用で、近接する永久歯の歯根や切歯管、鼻腔底との3次元的位置関係を把握できる。

また、埋伏歯の深さや埋伏方向、歯根形態、永久歯の唇側か口蓋側かなどの詳細な情報を得ることで、切開線、骨削除量、歯の分割方向など、抜歯の手順をイメージしやすくなる。

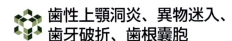

歯性上顎洞炎、異物迷入、歯牙破折、歯根嚢胞

1．歯性上顎洞炎（図6）

上顎臼歯部の根尖性歯周炎などの歯性感染症が上顎洞へ波及することで生じた上顎洞炎を、歯性

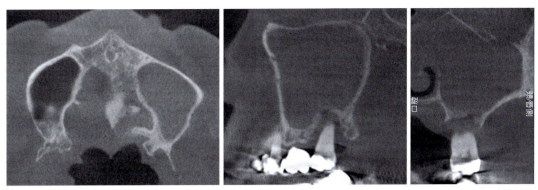

図❻ 7̲が原因の歯性上顎洞炎。7̲根尖病巣と左側上顎洞の不透過像が確認される。CBCTの歯列横断像や歯列縦断像により、根尖病巣に相当する上顎洞底骨の一部に骨欠損が認められる

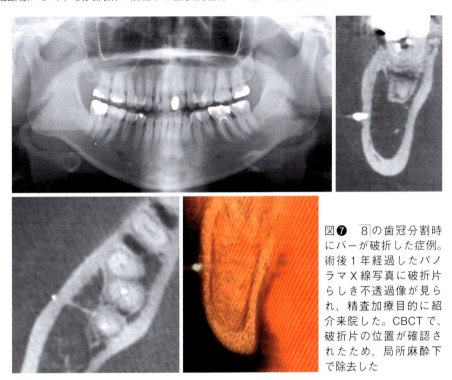

図❼ 8̲の歯冠分割時にバーが破折した症例。術後1年経過したパノラマX線写真に破折片らしき不透過像が見られ、精査加療目的に紹介来院した。CBCTで、破折片の位置が確認されたため、局所麻酔下で除去した

上顎洞炎という。片側性の鼻症状や臼歯部疼痛があり、パノラマX線写真で上顎洞の不透過像を認めた場合には、歯性上顎洞炎を疑う。原因歯の特定にはCBCTが有用である。歯列横断像や歯列縦断像により、上顎洞底と根尖病巣との関係が把握でき、原因歯根尖部の上顎洞底の一部に骨欠損が認められることで確定診断が可能である。

2．異物迷入（図7、8）

1）バー類や器具の迷入

迷入異物としてとくに多いのは、抜歯時の歯冠分割や骨削除時に使用されるバー類である。手術中に器具の破折などを疑ったら、処置をいったん中止したうえで破折の有無を確認し、破折片を視認できる場合には除去を最優先とする。除去後は、破折片と残存部分を適合させ、他の破折片の有無を確認することも大切である。

なお、術野に破折片が見つからない場合はCBCTを撮影し、3次元的に詳細な迷入位置を確認してピンポイントで異物除去を試みる。しかし、迷入部位によっては、除去に伴うリスクを勘案し経過観察とすることもある。

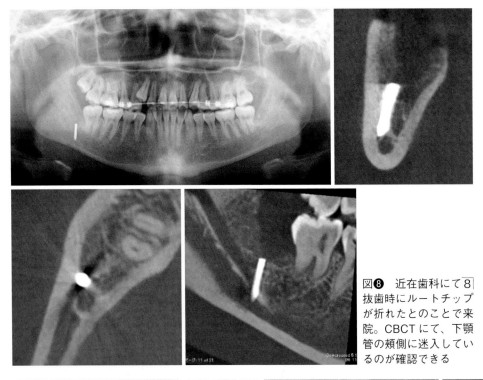

図❽　近在歯科にて 8| 抜歯時にルートチップが折れたとのことで来院。CBCTにて、下顎管の頬側に迷入しているのが確認できる

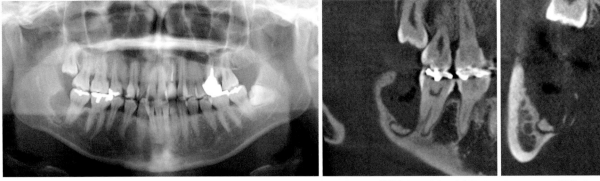

図❾　智歯抜歯時に歯根が破折したとのことで来院。パノラマX線写真にて、|8 根尖の残留が確認された。CBCT画像より、残留している歯根尖は5mm程度であり、下顎管に近接していること、舌側皮質骨が欠損し口底へ迷入させる可能性があることが考えられる。患者の希望、処置によるリスクを考慮し、経過観察することとなった

2）歯根の残留、上顎洞迷入、口底迷入

　抜歯時に歯根が破折し、歯槽骨内に残存してしまうことや、口底や上顎洞内に迷入させてしまうことがある（図9）。その後の処置方針を決定するうえで、残留状況や迷入部位を3次元的に把握するには、CBCTが有用である。

　歯根破折の場合には、残存歯根の形態に加え、とくに下顎管や上顎洞との位置関係、舌側皮質骨の有無を確認することが重要である。これは、残根を除去する際の下顎管損傷や、口底への迷入、舌神経損傷、上顎洞への迷入リスクを評価するためである。一方、残存歯根が4～5mm未満と小さい場合や、骨内に深く埋入し露出する可能性が低く、その後の歯列矯正や補綴処置に影響がない場合、抜去歯が感染していない場合には、前述のリスクを鑑みて経過観察に留めることも検討すべきである。

　上顎臼歯部の歯根は上顎洞底に近接している場合があり、抜歯の際に歯根を上顎洞へ迷入させることがある。これは、破折した残存歯根をヘーベ

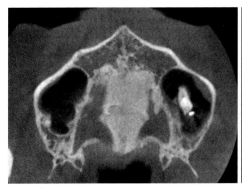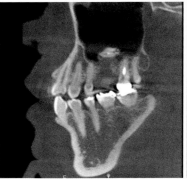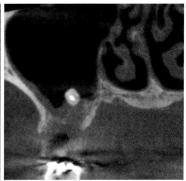

図❿ |6抜歯時に口蓋根を上顎洞へ迷入させた症例。CBCT歯列横断像において、口蓋根尖相当部の上顎洞底の骨は欠損しており、根尖は完全に上顎洞内に迷入している。根尖の位置、大きさ、形態から判断し、犬歯窩より上顎洞前壁を開窓して摘出した

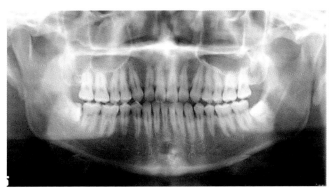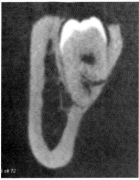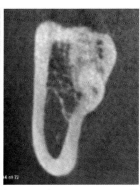

図⓫ パノラマX線写真ではわからないが、CBCTの歯列横断像では、|8の遠心根は舌側皮質骨をほぼ貫通している。抜歯中に歯根破折した場合には口底に迷入させやすいため、注意が必要である

ルなどで脱臼させる際の押し込むような力が、薄い上顎洞底の骨壁を破壊することによって生じる。また最近では、インプラント体や人工骨補塡材を迷入させる症例が増えてきている。このような上顎洞迷入や後述する口底迷入防止には、歯根破折を来した時点でのCBCTによる術野周辺の評価が有用である（図10）。

一方、迷入した歯根や人工物は、上顎洞炎を惹起するリスク因子となるため、摘出が必要である。この際にもCBCTが有用で、上顎洞迷入と思っていたところが頰側の骨膜下や軟組織への迷入と判明することもある。上顎洞内の迷入物が小さい場合には、上顎洞穿孔部からの洗浄・吸引で摘出できることもあるが、一般的には犬歯窩アプローチにより、上顎洞前壁を開窓して摘出する。

下顎智歯の根尖が舌側皮質骨に接し、同部の皮質骨が菲薄化していることがあり、ヘーベルや骨ノミの誤った使い方により歯根を口底に迷入させてしまうことがある。この部位は顎下隙と交通しており、重篤な感染症へと波及しないようにすみやかな対応が必要である。まずはCBCTを撮影し、迷入歯根の大きさと正確な位置を把握する（図11）。抜歯窩から摘出できる場合もあるが、無理な操作によりいっそう深部へ迷入させることがあるので、注意が必要である。また、術野の確保が困難なため、全身麻酔下での摘出を計画せざるを得ないこともあるので、すみやかに病院歯科口腔外科への紹介受診を勧めるべきである（図12）。

3）歯の破折

歯の破折は、顔面外傷において前歯部で比較的高頻度にみられる。歯根破折については、その破折方向によってはデンタルX線写真では検出で

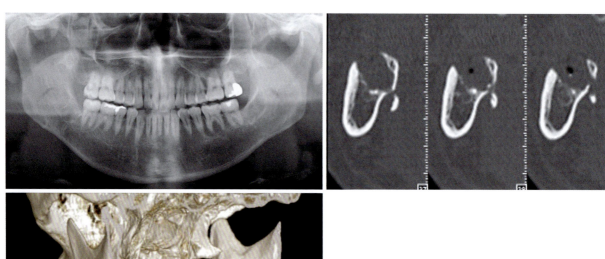
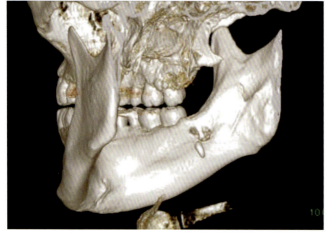

図⓬　図11とは別の口底への歯根迷入症例。CT画像上、右下顎舌側皮質骨が破壊され、根尖が口底へ迷入しているのが3次元的に確認される。後日、全身麻酔下で除去した

きない場合もあるが、CBCTでは破折方向に関係なく検出可能である。しかしながら、亀裂や微細な破折はCBCTでも描出できないため、受傷後の経過観察中に歯の破折に特徴的な臨床所見を見落とさないことが重要である。たとえば生活歯であれば、う蝕のない歯における一過性の咬合痛や冷温痛、自発痛などがあり、無髄歯であれば、1ヵ所の深い歯周ポケットや歯肉縁に近い瘻孔の出現などが挙げられる。

4）歯根嚢胞（図13）

歯根嚢胞は、失活歯の根尖部に連続した境界明瞭な類円形の単房性透過像として、デンタルX線写真やパノラマX線写真で容易に確認される。しかしながら、嚢胞摘出術においては、原因歯の根尖周囲における骨吸収の程度や、下顎管や上顎洞との位置関係を把握しておく必要があり、CBCTによる術前検査が有用である。また、原因歯の歯根端切除を併用する場合には、CBCTにより根尖の根管充填の状況を詳細にチェックし、逆根管充填の必要性について検討する。

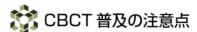 CBCT普及の注意点

口腔顎顔面領域にはさまざまな組織が存在することから、多種多様な疾患が発症するうえに、解剖学的に複雑であり、画像診断に苦慮することがある。一方、医科用CTに比べて安価で省スペースのCBCTは、多くの歯科医院へのCT導入を現実的なものとし、精度の高い診断と的確な治療方針を迅速に決定することが可能となった。しかしながら、CBCTを導入している歯科医院においても、多くの歯科医師はデンタルX線写真やパノラマX線写真を中心に歯や歯周組織の診断治療を行ってきたため、歯・歯槽部以外に発生する病変の診断には慣れておらず、CBCTでの病変の見落としなども実際に起きている。

ここでは、具体的な例を提示しながらCBCT

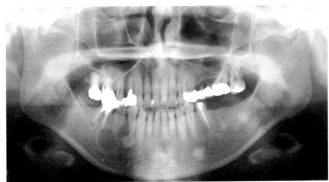
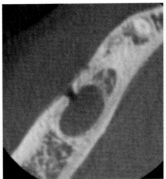
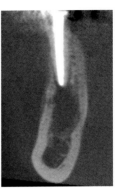
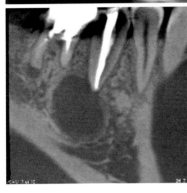

図⓭ パノラマX線写真では、右下顎に囊胞性病変が確認される。5̅根尖性歯周炎に起因する歯根囊胞の診断のもと、根管治療の後に囊胞摘出術と歯根尖切除術を予定した。保存療法後のCBCTより、原因歯の5̅根尖に連続する円形透過像が確認される。下顎管に近接しているが、骨の介在が確認できる。また、頬側皮質骨の一部が吸収されていることが確認される

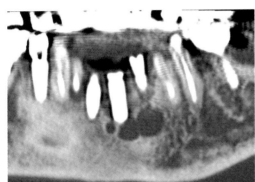
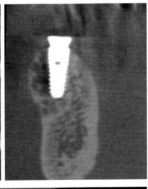

図⓮a 当院で撮影されたCBCTの歯列縦断像と歯列横断像。2̅3̅のインプラント周囲に多房性透過像が確認される

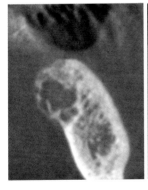
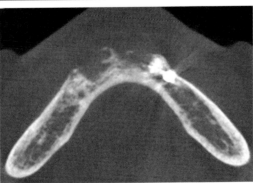

図⓮b インプラント埋入前に撮影されたCBCT画像。抜歯窩とはあきらかに様相が異なる多房性病変が描出されている

活用にあたっての臨床上の注意点について考える。

1. 下顎骨腫瘍内にデンタルインプラントを埋入してしまった症例（図14）

下顎前歯部の違和感に対して、2̅3̅を根尖性歯周炎の疑いで抜歯し、後にインプラント治療を受けたが、違和感が消失しないため精査希望で来院した。CBCTでは、2̅3̅のインプラント周囲に多房性透過像が確認され、病理組織学的にエナメル上皮腫と診断された。後日、全身麻酔下でインプラントを含めた下顎辺縁切除術を施行した。

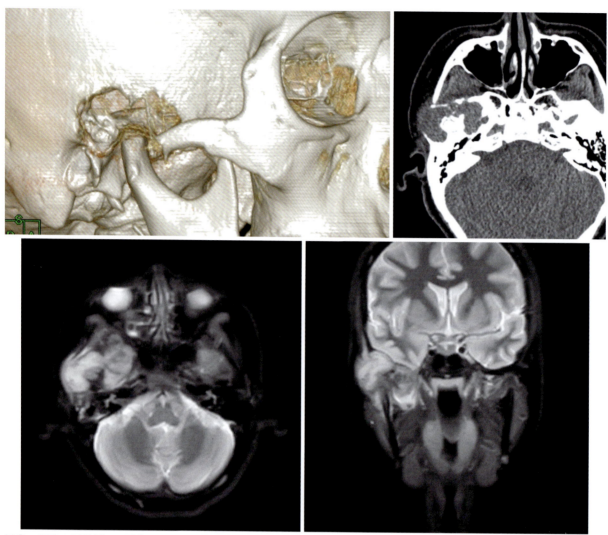

図⑮ 当院の医科用CT画像とMRI。右顎関節から側頭骨、頭蓋底に及ぶ骨吸収と、これに一致した腫瘍性病変が確認される

インプラント埋入前のCBCTには、抜歯窩とはあきらかに様相が異なる多房性病変が描出されていた。下顎前歯部の骨体部はパノラマX線写真では不鮮明となるため、普段の一般診療において、診断学的見地からの関心が低くなりがちな領域なのかもしれない。しかしながら、CBCTに限らず画像診断の際には、撮影範囲内に想定外の病変が描出されている可能性があることをつねに念頭において、慎重に所見を評価すべきである。

2. 顎関節腫瘍を顎関節症と誤診してしまった症例

顎関節症による開口障害が改善しないとのことで来院した症例。当院で撮影した医科用CTとMRIでは、右顎関節から側頭骨、頭蓋底に及ぶ骨吸収を伴う腫瘍性病変が確認された（図15）。病理組織学的に巨細胞腫と診断され、後日、開頭手術を伴う腫瘍切除術を施行した。

当科初診の2年前から、顎関節症の精査目的でCBCTが撮影され、スプリント治療が行われていたが、当時のCBCT画像には、顎関節周辺部の骨吸収像が鮮明に描出されていた（図16）。この所見は、口腔外科専門医が見れば腫瘍性病変の存在を疑う余地のないものである。しかし、一般的に見慣れているパノラマX線写真ではよくわからないことと、変形性顎関節症を疑っていたた

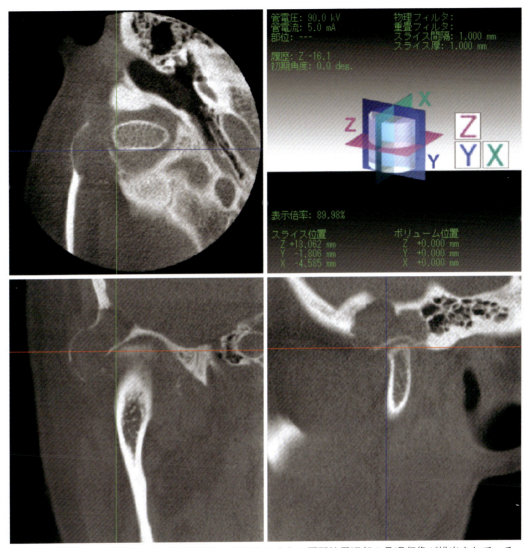

図⓰ 歯科医院にて撮影されたCBCT画像。側頭骨を中心に顎関節周辺部の骨吸収像が描出されている

め、CBCT画像における関心が下顎頭に集中してしまっていたのかもしれない。さらに、健側顎関節のCBCT撮影を行わなかったことも盲点になったと考えられる。

その他、紹介患者が持参したCBCT画像のなかには、不必要に大照射野で撮影されていることもある。たとえば、上顎正中埋伏過剰歯に対して10cm程度の大照射野で撮影されているものを散見するが、5cm程度の小照射野で撮影したほうが、高精度の画像が得られ、患者被曝線量も低く抑えられる。また、画像がブレており診断が困難なこともあるが、撮影中にしっかりと頭部が固定されていないためと考えられる。

CBCTの普及に伴い、一次医療機関における精度の高い画像診断が可能となってきたが、これとともに歯科医師のCBCTに対する十分な知識と経験が求められるようになっている。歯科医院にCBCTを導入した場合には、CBCTの適切な撮影方法と、描出される正常像を熟知する必要があり、また撮影範囲内に写っている所見は漏らさず的確に診断しなければならないという責任感をもつことが大切である。

一方、診断に疑問が残る場合には、迷わず早急に専門医療機関に紹介することが肝要である。

ASAHIROENTGEN
Imaging new visions.

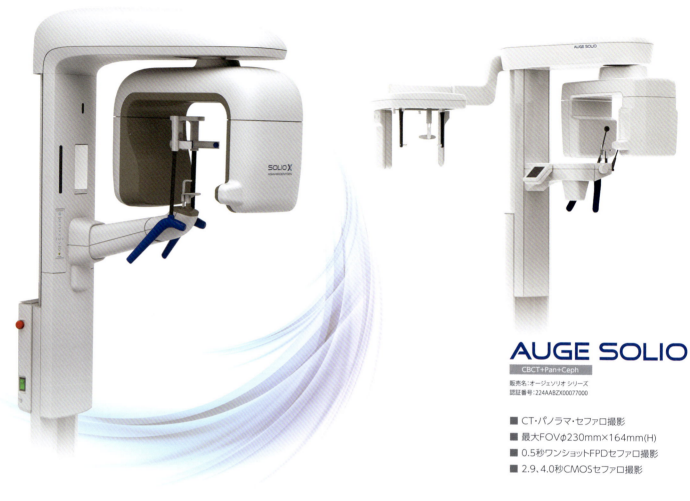

AUGE SOLIO
CBCT+Pan+Ceph

販売名：オージェソリオ シリーズ
認証番号：224AABZX00077000

- CT・パノラマ・セファロ撮影
- 最大FOVφ230mm×164mm(H)
- 0.5秒ワンショットFPDセファロ撮影
- 2.9、4.0秒CMOSセファロ撮影

SOLIO X
CBCT+Pan

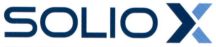

販売名：ソリオ エックスシリーズ
認証番号：228AABZX00061000

- 最大FOVφ90mm×91mm(H)
- 新型センサー&独自画像処理技術で高画質化を実現
- 簡単で快適な位置付け〜撮影フロー
- 1500mm×1500mm のスペースに設置可能なコンパクトデザイン

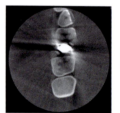 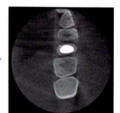

- NEODYNA MAR（金属アーチファクト低減機能）
  ※オプション機能

京都大学 医学研究科と朝日レントゲン工業 技術部で共同開発された画像処理技術により、インプラント等による金属アーチファクトの低減が可能です。360°撮影と合わせて、よりアーチファクトの影響の少ない画像を得ることができます。

インハウスCAD/CAMシステム

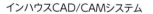
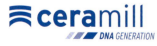
by
AMANNGIRRBACH

AGセラミルシリーズ スタンダードセット
(3Dスキャナ・5軸ミリングマシン・デザインソフトウェア・PC)

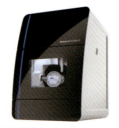
販売名：AG セラミルシリーズ ceramill motion2
届出番号：26B1X10010019531

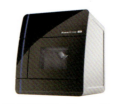
販売名：AG セラミルシリーズ ceramill map400
届出番号：26B1X10010019501

販売名：AG セラミルシリーズ ceramill mind
届出番号：26B1X10010019521

製造販売元　朝日レントゲン工業株式会社　http://www.asahi-xray.co.jp

〒601-8203　京都府京都市南区久世築山町376番地の3　TEL:075-921-4330　FAX:075-921-6675

※ 日本国内の各拠点の詳細につきましては、WEBサイトに掲載しております。　※ 仕様および外観は、改良のため予告なく変更することがあります。

朝日レントゲンメールマガジン
最新の製品情報・展示会情報・セミナー情報等をお送りいたします。
登録方法：asahi@f.blayn.jpに空メールを送信してください。

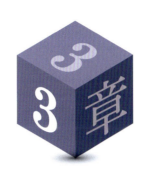

3章 歯内療法での CT活用

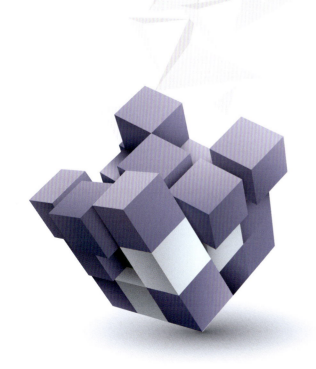

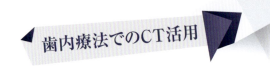

CBCTを用いた歯内療法の診査・診断

寺内吉継　Yoshitsugu TERAUCHI
神奈川県・CT＆米国式根管治療センター

◆ CBCTが歯内療法に用いられるまでの背景

　Cone Beam Computed Tomography（CBCT）の技術は1980年代から始まった[1]。CBCTは円錐状に放射線が放出される構造から「Cone Beam」と呼ばれ、患者の頭部を360°に1回転するだけで3次元の情報が得られる。CBCTは医科用のCTと比べて寸法測定精度が高く、放射線照射量、照射時間、費用を抑えられるのが特徴である[2]。

　照射領域（Field Of View：FOV）は通常3段階あり、小照射野（高さ100mm以下）、中照射野（高さ100～150mm）、大照射野（高さ150～200mm）がある[3]。ボクセルサイズは極小の76μmから400μmまであり[4]、小さいほうが細かく見えるので、歯内療法で利用する場合には、小照射野でボクセルサイズが小さいほうが適している[5]。

　視覚的に良好な放射線量は、診査する場所により異なる。たとえば、上顎前歯では4.7μSvの放射線量が最も視覚的効果が高くなるが、下顎臼歯部では38.3μSvの放射線量で、視覚的な有意性が最も高くなる[8]。

　CBCTは、歯内療法の診査・診断に必須であることが報告されている。とくに、複雑な根管形態[6]、歯根破折[7]、根尖性歯周病変[8～11]、内部・外部歯根吸収[12～14]の発見に有用とされている。

　またその他に、石灰化根管の発見や、通常の非外科的感染根管治療および根尖歯周外科の治療計画にも活用されている[15]。さらにはCBCTは寸法測定精度が高いことから、根管長の測定[16～18]や3次元的な距離の測定、破折器具の長さや象牙質の切削量の予測にも有効であるとされている[19]。

◆ なぜCBCTが歯内療法に必要なのか

　歯内療法において、根尖透過像の有無の確認は、治療の必要性や治癒の確認に必須である。根管治療の予後は、術前にある病変の有無や大きさ、場所、病変ができてからの経過時間に影響を受けるとされる[20]。また、X線写真上で病変が見えるようになる前に根管治療が開始できれば、治療の成功率は高くなることが報告されている[20]。

　このため、歯内療法を成功させるには、術前に病変を正確に把握する必要がある。しかし、X線写真は頬側から舌側にX線を照射して、舌側に置いたセンサー（フィルム）で撮影され、2次元で表現されるので、頬舌的方向に異常があっても発見されにくいことが欠点である。

　また、近遠心方向の異常がみつかっても、頬舌方向の厚みが広いほど、X線写真では2次元に圧縮されてしまうので、その位置の特定も難しくなる。さらには、海綿骨にのみ病変がある場合では、皮質骨まで骨吸収されないとX線写真上では見えない傾向にあることも、病変を把握するうえで正確性を欠くことになる。このため、実際に根尖病変が存在しても、X線写真上では見えないか、実際よりも小さく見える傾向になる[21,22]。

　これに対してCBCTでは、一度撮影すればどの角度からもスライス画像を見ることができるので、X線写真では見えにくい頬舌方向の異常を3次元的に把握できる。とくに上顎大臼歯のMB2

表❶　歯内療法における CBCT の利点

①術前に根管の数やその位置、湾曲度、形態などの解剖学的な形態があらかじめ把握できるので、治療時間の短縮および無駄な歯質の切削が最小限に抑えられる	⑥象牙質のう蝕や、亀裂の範囲、歯髄までの距離がわかるので、抜髄や Vital Pulp Therapy、抜歯を選択する場合に参考となる
②術前に適切な治療計画が立てられるので、治療結果の予知性も高くなる	⑦骨吸収の範囲や位置から、歯周病由来病変とエンド由来病変の関係を検査できる
③病変（透過像）の有無や大きさ、数、位置がわかるので、感染原因を推測できる	⑧歯槽骨（歯根膜）と歯根の状態を3次元的にみられるので、骨性癒着（アンキローシス）の有無を診査できる
④X線写真と比較して、側枝、根尖分岐、未処置の根管、穿孔、レッジ根管、石灰化根管、歯根破折を発見できる	⑨X線写真でも見分けにくい頬側（唇側）皮質骨の欠損を見ることができるので、フェネストレーションの診査ができる
⑤外科処置を行うときに、上顎洞や下歯槽管（神経）およびオトガイ孔などの重要な部位の位置関係を正確に把握できるので、偶発症を予防できる	⑩破折器具の長さや根管の湾曲度、根管壁の厚みなどの情報を術前に把握できるので、安全で予測可能な破折器具除去を行える

根管の有無や、下顎大臼歯の近心舌側根管、近心頬側根管の有無と形態的な特徴は、2次元のX線写真だけでは想像の領域を超えることはできない。このため、歯内療法の診査・診断では、術前にCBCTを撮影することが、極めて重要である。

歯内療法における CBCT の利点と欠点

物事に裏表があるように、CBCTにも利点と欠点がある。CBCTは治療器具ではなく、診査・診断を行うための情報を取得する機器である。そのため、臨床で効果的に活用するには、欠点を把握し、それを抑えて、利点を引き出せるように使うことが重要である。歯内療法でCBCTを使う利点を、表1にまとめる。

また、歯内療法においての診査・診断でCBCTを正しく使うために把握していなければならない注意点として、メタルアーチファクト、モーショナルアーチファクト、ビームハードニングに気をつけることに加え、X線写真撮影の併用も必要になることが挙げられる。

1．メタルアーチファクト

メタルアーチファクトは、撮影する被写体内に金属などのX線吸収係数が非常に高い物質が存在すると、その部分を透過したX線のセンサー受信が不的確な値となり、投影データが不完全となる現象である。このため、X線不透過性の高い物質の近くの画像を見る場合は、虚像の可能性を考慮して診査しなければならない。

2．モーショナルアーチファクト

モーショナルアーチファクトは、CTの撮影中に患者が動くことにより、X線の正確な受信ができず、不正確な画像になってしまう現象である。対象物画像の輪郭が2重、3重になり、シャープなラインになっていないことが特徴である。

歯内療法で正しく根管数を術前にカウントするためには、モーショナルアーチファクトの予防が非常に重要である。たとえば、実際にモーショナルアーチファクトが起きると、1根管の歯でもCT画像上では2根管以上に見えてしまう（図1a）。

これを解決するためには、患者に動かないように協力してもらい、なおかつ頭部をしっかりと固定し、再度撮影するのがベストである。モーショナルアーチファクトが起きずに正しくCBCTが撮影されたかは、CBCT画像で歯の輪郭がシャープになっているかどうかで確認する（図1b）。

3．ビームハードニング

CBCTのX線管球から放出されるX線にはさまざまな波長のものが含まれているが、X線は物質を透過する際、波長の長い（エネルギーの低い）ものがより多く吸収されるので、だんだんとX線波長が短くなっていく。このような現象をビームハードニングと表現する。

つまり、X線は被写体を透過するにしたがいX線の線質はハードニング（硬化）していくので、X線吸収率が低い物質中にX線吸収率が高い物質が混在する場合では、撮影方向によりX線透

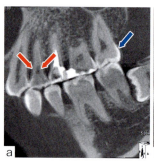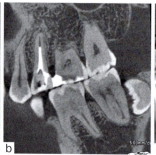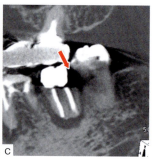

図❶　a：モーショナルアーチファクトを受けたCBCT画像。撮影中に患者が動いたために画像がぶれて根管が2本（赤矢印）に見え、輪郭も2重（青矢印）に見える。b：モーショナルアーチファクトの影響を受けなかったCBCT画像。輪郭がシャープになり、根管数も正確に見える。c：ビームハードニング現象により陰影（矢印）が強く出たCBCT画像

過性（エネルギーの高低）が大幅に異なり、この現象が発生しやすくなり、虚像が生じる。

たとえば、X線不透過物が根管内や周辺にあった場合、X線照射方向によりX線吸収率が高い場所を通過したX線は、陰影が強調されて画像化されるため、診査する際にはビームハードニングを考慮する必要がある（図1c）。

また、CBCTは機種によりボクセルサイズや寸法焦点距離が異なるので、画像のクオリティーもこれに応じて異なってくる。一般的なデジタルカメラの画像と同じで、ボクセルサイズと焦点寸法が小さいほうが画像は鮮明になる。たとえば、ボクセルサイズが同じ0.1mmのCBCTが2台あった場合、CBCTの焦点寸法が0.2mmと0.7mmであれば、0.2mmの小さいほうで撮影した画像のほうが鮮明になるので、診査・診断する場合にはより精密に詳細を見ることができる（図2）。

4．X線写真撮影の併用

CBCTでは、ピンポイントに狭い領域しか見ることができないため、診査・診断には全体像を把握するためにX線写真も撮影しておく必要がある。歯科でのX線写真による診査・診断には長い歴史があるので、読像に関しての病因や病名の分類が豊富である。このため、X線写真をベースに疾患の原因予測を立てて、CBCTにより確定診断することが望ましい。

以上のように、CBCTを診査・診断に使う場合には、CBCTの特性を理解したうえで、さ

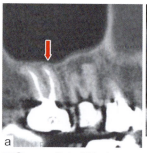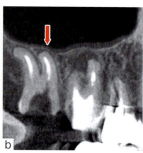

図❷　a：焦点寸法が0.7mmのCBCT画像。輪郭が鮮明でない（矢印）。b：焦点寸法が0.2mmのCBCT画像。輪郭がシャープに見える（矢印）

ざまなアーチファクトに配慮して撮影する必要がある。そして、CBCTの欠点を考慮して読像することで、正確な診断を下すことができる。

CBCTを用いた実際の診査・診断と治療

1．根管・歯根数と根管形態、病変の位置や大きさが術前にわかり、感染原因を推測できる

図3は、7̄の感染根管治療を目的に当院に紹介された症例である。口腔内診査では近心側の歯周ポケットが8mmと深く、打診痛もあったが、歯肉の腫脹はなかった。術前にX線写真とCBCTを撮影した（図3a）。

X線写真から、根尖透過像が認められた。歯根形態は根尖方向に収束しているように見えたが、歯根や根管数は不明であった。

CBCTの歯列平行断像を見ると、遠心方向に膨らんだ大きな根尖透過像が鮮明に見え、上顎洞底を押し上げていることがわかった（図3b）。歯列横断像からは、根管口レベルでMB根管とP根管があり、P根管は根中央部付近で頬側方向に

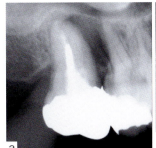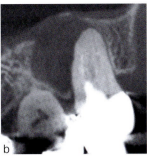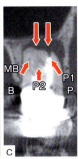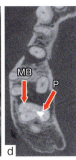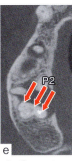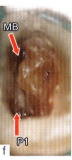

図❸ a：術前のX線写真。b：CBCT歯列平行断像から、大きな根尖病変が上顎洞底を押し上げていることがわかる。c：歯列横断像から根管口レベルでMB根管とP根管があり、根中央部付近で頬側方向に分岐し、根尖側1/3付近でMB根管と合流して1根管になっていることがわかる。d、e：水平断像から歯根は1根のみでDB根管も存在していることがわかる。f：顕微鏡下のミラー反射像は水平断像と同様でMB根管とP根管を確認できる

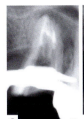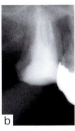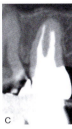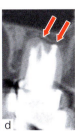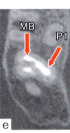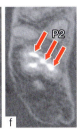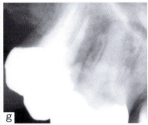

図❹ a：MTAで根管充塡直後のX線写真。b：術後1ヵ月のX線写真。c：術後6ヵ月の歯列平行断像からも術前にあった透過像は完全に消失して骨は再生されていることがわかる。d：術後6ヵ月の歯列横断像からも根管充塡材がMB根管、P根管、分岐P根管は根尖まで根管充塡できていて骨性の治癒が得られていることがわかる。e、f：水平断像からも術前にあった透過像はすべて消失し完全に治癒が得られていることがわかる。g：術後6ヵ月のX線写真からは術前にあった根尖透過が消失していることがわかる

分岐し根尖側1/3付近でMB根管と合流して1根管になっていることがわかった（図3c）。

根尖透過像の大きさがP根管の根尖孔から膨らんでいるので、感染度合いはMB根管よりも高いことが推測できた。水平断像からもそのような根管形態が確認でき、歯根は1根のみで、DB根管も存在していることがわかった（図3d、e）。

水平断像は顕微鏡下のミラー反射像と同様なので、無駄な切削なく根管を探すことができた（図3f）。また、根尖透過像のほうが歯周ポケット経由の透過像よりもあきらかに大きく、歯石などが認められなかったため、感染根管由来の根尖性歯周炎であることが推測できた。

これらの術前CBCT情報から、感染根管が原因でエンドペリオの合併症に発展しており、根管治療によって治癒させることができると考えた。そこで、すべての根管を根管形成・根管清掃し、MTAで根管充塡する治療計画を立てた。

すべての根管を容易に発見できたので、切削量は最小限に抑えられ、短時間で根管形成・根管清掃、および根管充塡ができた（図4a）。その後、グラスファイバーとレジンにて築造し、1ヵ月後に経過観察を行い、X線写真を撮影した（図4b）。

術後6ヵ月後の経過観察で、X線写真とCBCTを撮影した。X線写真では、クラウンが装着され、術前に認められた根尖透過像は消失していた（図4g）。歯列平行断像では、術前にあった透過像が完全に消失し、骨が再生していた（図4f）。歯列横断像では、根管充塡材がMB根管、分岐P根管は根尖部で1つになり、P根管を含めそれぞれが根尖孔まで完全に充塡されており、骨性の治癒を認めた（図4d）。水平断像からも、術前にあった透過像がすべて消失し、完全に治癒したことが確認できた（図4e、f）。

2．根尖透過像の有無から各根管内にある歯髄のバイタリティーを予測し、治療計画を立てる

7の根管治療のため当院に紹介された。患者は、熱いものを飲むとズキズキし、食事でものを咬む

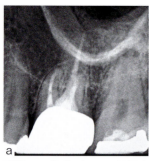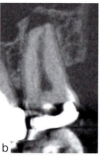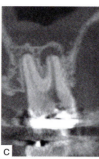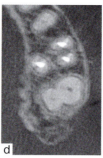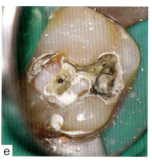

図❺ a：術前の|7のX線写真。根尖透過像を認める。b：CBCT歯列平行断像。太い頬側根管と根尖透過像を認める。c：歯列横断像。頬側根と口蓋根を認め、頬側根の根尖透過像があきらかに存在するが、口蓋根の根尖透過像はわずかに見える程度である。d：水平断像。頬側根内の太めの頬側根管と、口蓋根内の細めの口蓋根管が確認できる。e：メタルインレー下にはセメントと深い象牙質のう蝕を認めた

と痛みがあると訴えた。来院時の口腔内診査では、垂直性打診があったが自発痛はなく、歯肉の腫脹もなかった。

X線写真からは、歯髄の髄角に近いところまでの修復物と根尖透過像を認めるが、歯根の数や根管数、どの位置に根尖透過像があるのかは特定できなかった（図5a）。

CBCTを撮影して診査すると、歯列平行断像からは、頬側根管と口蓋側根管の2根管あり、太い頬側根管と明瞭な根尖透過像を認めた（図5b）。メタルインレーによりメタルアーチファクトが生じたため、インレーの下は空洞になっているような虚像がみえた。このため、全体像を正確に把握するためにベースとなるX線写真がつねに必要であった。

歯列横断像では、頬側根と口蓋根の2根存在していることがわかり、頬側根の根尖透過像は明瞭だったが、口蓋根の根尖透過像はわずかに小さく見える程度であった（図5c）。

水平断像からは、頬側根内の太い頬側根管1つと、口蓋根内の細い口蓋根管の合計2根管が確認できた（図5d）。

これらのことから、頬側根管の歯髄は失活しており、口蓋根管は失活していない可能性が考えられた。口蓋根管が完全に失活していれば通常の根管治療を行い、失活していなければVital Pulp Therapyによる歯髄保存を行う治療計画を患者に伝えた。

歯髄のバイタリティーを臨床的に診査するために、局所麻酔はせずに処置を進めることにした。まずはメタルインレーとその下のセメントを除去したところ、象牙質に広範囲のう蝕を認めた（図5e）。そして、う蝕を除去していくと髄腔に穿孔したが、歯髄腔内は空洞で、痛みはなかった。天蓋を除去して根管口を明示したところ、頬側根管の歯髄は壊死していた。ところが、口蓋根管の歯髄からは出血があり、探針による触診では持続性の疼痛があり、歯髄のバイタリティーを認めた。

そこで、治療計画どおりに頬側根管は根管清掃したうえでMTAで根管充塡し、口蓋根管はMTAを用いてVital Pulp Therapy（断髄）を行った（図6a〜f）。

根管充塡およびVital Pulp Therapy後にX線写真を撮影したところ、頬側根管は根尖孔外までMTAの根管充塡材を認め、口蓋根管口にはMTAの断髄材を認めた（図6g）。

術後3ヵ月後に患者をリコールし、X線写真を撮影すると、根尖透過像はほぼ消失していた（図7a）。また、CBCTによる歯列平行断像からは、頬側根の根尖透過像がほぼ消失していることがわかった（図7c）。歯列横断像からも同様であり、口蓋根の根尖透過像は認められなかった（図7d）。

術後9ヵ月後に再度患者をリコールし、X線写真を撮影したところ、術前に認められた根尖透過像は完全に消失していた（図7b）。症状もなく根尖透過像もないことから、経過観察を終了した。

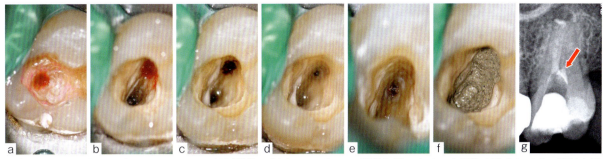

図❻ a：口蓋根管から出血があった。b：頬側根管は失活していた。c：断髄処置のため、次亜塩素酸ナトリウム溶液を漬けて止血させ、歯髄組織を清掃した。d：10分漬けると止血した。e：口蓋根管口に止血した歯髄組織を認める。f：MTAによる根管充填と断髄。g：術後のX線写真

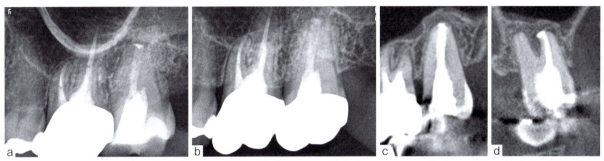

図❼ a：術後3ヵ月のX線写真。術前にあった根尖透過像はかなり縮小されている。b：術後9ヵ月のX線写真。術前にあった根尖透過像は完全に消失しているようにみえる。c：術後3ヵ月の歯列平行断像。頬側根の根尖透過像はほぼ消失している。d：術後3ヵ月の歯列横断像からも頬側根の根尖透過像はほぼ消失し、口蓋根の根尖透過像は認められない

　このように、術前にCBCTを撮影しておくことで、歯髄のバイタリティーを予測し、適切な治療計画を立てることができる。そして、実際の治療中に臨床的な歯髄のバイタリティーを評価して、適切な処置を選択できる。

3．X線写真では見えない根尖透過像や根管を発見し、感染の原因を特定して除去できる

　7̅6̅の感染根管治療のため、当院に紹介された。口腔内診査では自発痛はなく、垂直・水平性の打診痛を認めた。術前のX線写真から、7̅の近心根に破折器具を認めるが、あきらかな根尖透過像は認められなかった（図8a）。

　CBCTを撮影し、歯列平行断像からは7̅の近心根、6̅の近心根と遠心根に大きな透過像を認めた（図8b）。歯列横断像からは、6̅の近心根はMB、ML根管が根尖側1/3付近で1根管に癒合しているが、癒合部より根尖側の根管は未処置となっていることがわかった（図8c）。

　また、遠心根管も根尖側根管は未処置になっていた。7̅の近心根も同様で、MB、ML根管は根尖側1/3付近で1根管に癒合し、ここより根尖側根管は未処置になっていて、大きな根尖透過像を認めた（図8d）。

　以上の術前のCBCT情報から、破折器具を除去し、それぞれの未処置根管を清掃し、MTAで根管充填する治療計画を立てた。

　7̅のMB根管内にアクセスすると、顕微鏡下で破折器具を確認できた（図8e）。ループを使い破折器具を除去し（図8f）、X線写真を撮影して除去の確認を行った（図8g）。その後、各々の根管を穿通し、根管形成・根管清掃を行い、MTAで根管充填した（図9a、b）。

　術後9ヵ月後の経過観察時に、X線写真とCBCTを撮影したところ、X線写真では術前の根尖透過像が見えなかったので術前との有意差はないが、歯列平行断像では、術前にあきらかにあった根尖透過像が、ほぼ消失していることがわかった（図9e）。また、歯列横断像からは6̅のMB、ML根管は根尖まで根管充填されていて、術前にあった根尖透過像がほぼ消失していることが確認

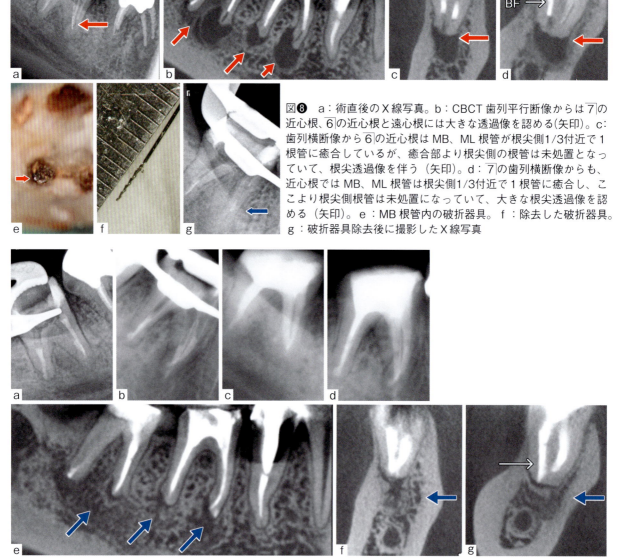

図❽　a：術直後のX線写真。b：CBCT歯列平行断像からは7の近心根、6の近心根と遠心根には大きな透過像を認める(矢印)。c：歯列横断像から6の近心根はMB、ML根管が根尖側1/3付近で1根管に癒合しているが、癒合部より根尖側の根管は未処置となっていて、根尖透過像を伴う（矢印）。d：7の歯列横断像からも、近心根ではMB、ML根管は根尖側1/3付近で1根管に癒合し、こより根尖側根管は未処置になっていて、大きな根尖透過像を認める（矢印）。e：MB根管内の破折器具。f：除去した破折器具。g：破折器具除去後に撮影したX線写真

図❾　a：7根管充塡後のX線写真。b：6根管充塡後のX線写真。c：術後9ヵ月の7のX線写真。d：術後9ヵ月の6のX線写真。e：術後9ヵ月の歯列平行断像。術前にあきらかにあった根尖透過像が、ほぼ消失していることがわかる（矢印）。f：術後9ヵ月の6近心根歯列平行断像。術前にあきらかにあった根尖透過像が、ほぼ消失している（矢印）。g：術後9ヵ月の7近心根歯列横断像からも、術前にあった根尖透過像があきらかに消失している（矢印）

できた（図9f）。

7の近心根のMB、ML根管も同様に根尖まで根管充塡され、術前にあった根尖透過像もあきらかに消失していることが確認できた（図9g）。

4. 根管の存在と湾曲方向および、根尖孔の位置を術前に把握して、正確な治療計画を立て、存在しない根管を探す手間が省ける

7の感染根管治療のため当院に紹介された。口腔内診査では、頬側歯肉の腫脹とサイナストラクトを認めた（図10a）。自発痛はないが、触診により圧迫痛と垂直・水平性の打診痛を認めた。

術前のX線写真から、あきらかな根分岐部病変を認めたが、近心根と遠心根の根尖透過像の有無は明瞭ではなかった（図10b）。また、近心根と遠心根の根管充塡材は根尖までは到達していないことがわかった。

CBCTを撮影し、歯列平行断像からは近心根の根尖孔は根尖にはなく、根中央部の分岐部側に開口していて、根分岐部病変も認められた（図10c）。続いて遠心根の根尖を見ると、根尖側1/3

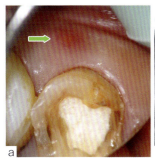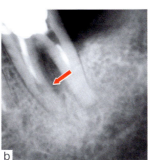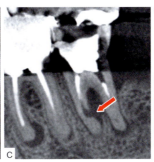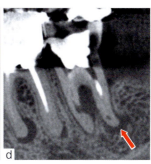

図⑩　a：口腔内診査から頰側歯肉の腫脹とサイナストラクトを認める。b：術前のX線写真。c：歯列平行断像から近心根の根尖孔は根尖にはなく根中央部の分岐部側に開口していて根分岐部病変が認められる。d：歯列平行断像から遠心根の根尖透過像を認める

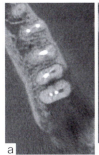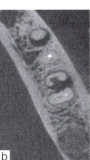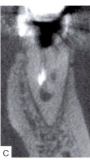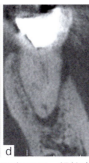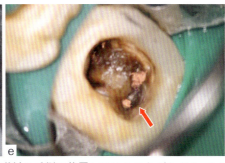

図⑪　a：歯冠側根管の水平断像から、近心根管は頰舌的に偏平で、根管充填材は舌側に位置していることがわかる。b：根中央部の水平断像から、分岐部病変と近心根の中央部の外部吸収を認める。c：歯列横断像から、近心根の根尖側1/3の根管はなく、根尖病変も認められない。d：歯列横断像から、遠心根の根尖側1/3の根管は存在し、根尖透過像を認める。e：髄床底の写真。遠心根管は偏平であることがわかる（矢印）

根管の存在と根尖透過像が認められた（図10d）。

水平断像からは、歯冠側根管では近心根管は頰舌的に偏平で根管充填材は舌側に位置していることがわかった（図11a）。近心根の根中央部では、分岐部側から根管内へ外部吸収を認めた（図11b）。歯冠側根管径よりもこの位置での根管径のほうが大きいので、根管拡大による穿孔ではないとわかった。

歯列横断像からは、近心根の根尖側1/3根管はなく根尖病変は認められなかった（図11c）。一方で、遠心根の根尖側1/3の根管は存在し、根尖透過像を認めた（図11d）。

以上の情報から、近心根管は分岐部側の根尖孔までしっかりと感染をとり、外部吸収部を含めMTAで根管充填し、遠心根管は遠心に湾曲した根尖側根管を根尖孔まで根管清掃し、近心根管同様にMTAで根管充填する治療計画を立てた。

実際の治療に入り、それぞれの根管にアクセスすると、根管口付近に感染象牙質が多量に存在していた（図11e）。感染を除去し近心根管を根尖孔まで通して穿通性を確認した（図12a）。続いて遠心根管を穿通し、両根管を根管形成および根管清掃しMTAにて根管充填した（図12b）。

その後1ヵ月ごとにリコールし、X線写真を撮影したところ、術後3ヵ月で術前にあった透過像がほぼ消失したため、患者は紹介元の歯科医院へ補綴処置のために戻っていった（図12c～e）。

その後、患者はクラウンを装着し、10ヵ月後に再度リコールし、X線写真を撮影したところ、根尖歯周組織は健全で、経過良好であった（図12f）。

5．穿孔部の位置、大きさ、その範囲を術前に確認することで、正確な治療計画が立てられる

6 の感染根管治療のため当院に紹介された。口腔内診査では、頰側歯肉の腫脹を認めた。また、垂直・水平性の打診痛を認めた。

術前のX線写真からは、あきらかな根分岐部病変を認め、遠心根に若干の根尖透過像を認めた（図13a）。CBCT水平断像からは、近心根のMB、

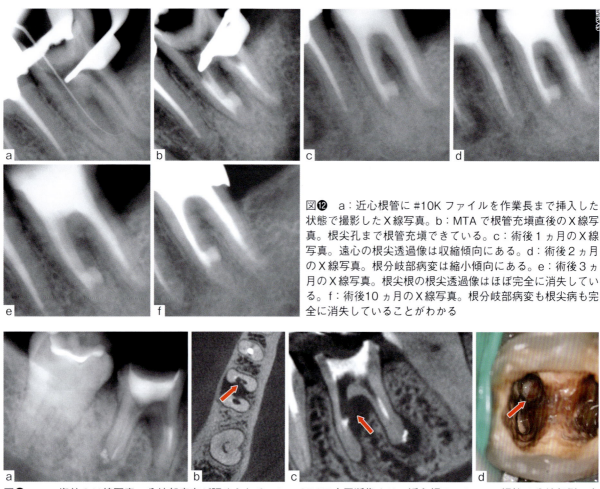

図⑫ a：近心根管に#10Kファイルを作業長まで挿入した状態で撮影したX線写真。b：MTAで根管充塡直後のX線写真。根尖孔まで根管充塡できている。c：術後1ヵ月のX線写真。遠心の根尖透過像は収縮傾向にある。d：術後2ヵ月のX線写真。根分岐部病変は縮小傾向にある。e：術後3ヵ月のX線写真。根尖根の根尖透過像はほぼ完全に消失している。f：術後10ヵ月のX線写真。根分岐部病変も根尖病も完全に消失していることがわかる

図⑬ a：術前のX線写真。分岐部病変が認められる。b：CBCT水平断像より、近心根のMB、ML根管は分岐部側に穿孔を起こしている（矢印）。c：歯列平行断像からも、近心頰側根管は歯冠側1/3付近で分岐部側に穿孔していて（矢印）、遠心根には根尖病変を認める。d：仮封を外すとMB根管の穿孔を認めた（矢印）

ML根管は分岐部側に穿孔を起こしていることがわかった（図13b）。また、歯列平行断像からも、近心頰側根管は歯冠側1/3付近で分岐部側にあきらかな縦長のストリップパーフォレーションがあり、遠心根には根尖病変を認めた（図13c）。

したがって、分岐部病変の原因である根管口付近の感染除去と穿孔封鎖、ならびに遠心根管の穿通と根管清掃をメインに、感染根管治療の計画を立てた。

仮封材を除去すると、根管口付近の感染とMB根管の穿孔が確認できた（図13d）。根管口付近の感染象牙質を除去し、穿孔部内の肉芽組織を半導体レーザーで除去した（図14a）。続いて、MTAで穿孔部を封鎖した（図14b）。穿孔封鎖直後にX線写真を撮影し、適切に処置できている

ことを確認した（図14c）。白く見えるところがMTAである。

MTAの硬化を1週間待ち、次の治療時に近心頰側・舌側根管と遠心頰側根管を穿通し、根管形成・清掃し、MTAで根管充塡した。術後3ヵ月で患者をリコールし、X線写真撮影した（図14d）。根分岐部の透過像が術前よりも小さくなっていることがわかった。

6ヵ月後のX線写真から、根分岐部の透過像が完全に消失していることがわかった（図14e）。

6. 象牙質のう蝕、亀裂の範囲、歯髄までの距離がわかる

7⏊の咬合痛を主訴に当院に紹介された。口腔内診査では、インレーが装着され、歯肉の腫脹はないが、垂直性の打診痛を認めた。

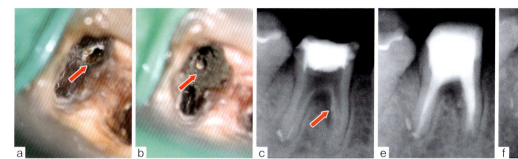

図⓮ a：穿孔部内の肉芽組織を半導体レーザーで除去した（矢印）。b：MTAにて穿孔部を封鎖した（矢印）。c：穿孔封鎖直後に撮影したX線写真。白く見えるところがMTAである（矢印）。d：MTAで根管充填し、3ヵ月後に撮影したX線写真。根分岐部の透過像は術前よりも小さくなっている。e：6ヵ月の後のX線写真から、根分岐部の透過像は完全に消失していることがわかる

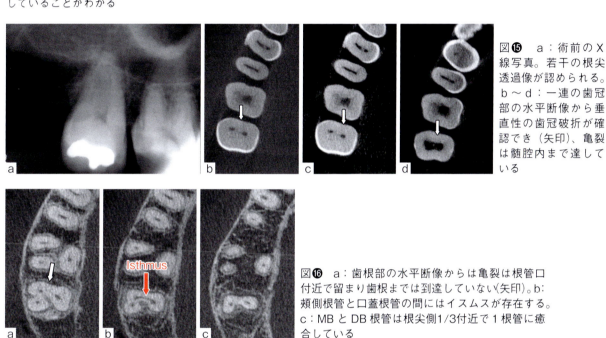

図⓯ a：術前のX線写真。若干の根尖透過像が認められる。b～d：一連の歯冠部の水平断像から垂直性の歯冠破折が確認でき（矢印）、亀裂は髄腔内まで達している

図⓰ a：歯根部の水平断像からは亀裂は根管口付近で留まり歯根までは到達していない（矢印）。b：頬側根管と口蓋根管の間にはイスムスが存在する。c：MBとDB根管は根尖側1/3付近で1根管に癒合している

　術前のX線写真からは咬合面に金属製の修復物と小さな根尖透過像を認めた（図15a）。

　CBCTの歯冠側の水平断像からは、近心側面から垂直性の亀裂が存在し髄腔まで到達していることが確認できた（図15b～d）。歯根側の水平断像からは、近心面からの垂直性亀裂は根管口付近のレベルまでで、歯根破折は免れていることがわかった。

　また、根は単根で、根管口レベルでMB、DB、P根管が存在し、頬側の2根管は根尖側1/3付近で1根管になっていて、頬側根管と口蓋側根管の間にはイスムスが存在した。そして、根尖孔はそれぞれ独立していることが確認できた（図16）。

　歯列平行断像からは、下顎の第2大臼歯との咬合方向が近心に向いていることがわかった（図17a）。MBおよびDB根管は根尖側1/3付近で1根管になっていることが明瞭に表されている（図17b）。歯列横断像からも根尖側1/3付近では頬側根管と口蓋根管の間にイスムスが存在していることが認められた（図17c）。また、根尖孔は頬側根管と口蓋側根管は独立していて、それぞれの根尖に透過像の存在が確認できた（図17d）。

　以上のことから、7|の歯髄は壊死している可能性が高いので、感染根管治療を行う計画を立てた。つまり、歯冠破折を確認してCTの示すとおりに歯根まで亀裂線が到達していないことを確認すること、そして、それぞれの根管へアクセスし、根管形成・根管清掃およびイスムス内壊死歯髄を清

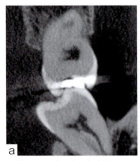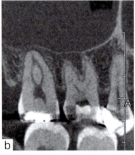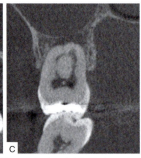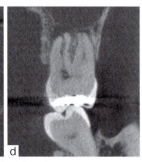

図⓱　a：歯列平行断像から、下顎の第2大臼歯は上顎第2大臼歯の近心方向に咬合が向き合っているとわかる。b：歯列平行断像からも、MBとDB根管は根尖側1/3付近で1根管に癒合していることがわかる。c：歯列横断像からも、根尖側1/3付近では頰側根管と口蓋根管の間にイスムスが存在していることが認められる。d：頰側根管と口蓋側根管の根尖は独立していて、根尖透過像も認められる

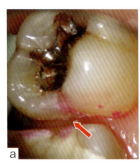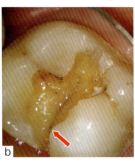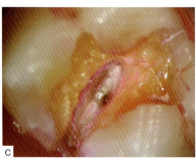

図⓲　a：染め出し液で近心面の亀裂が染色された（矢印）。b：インレーを除去すると、近心から遠心方向に亀裂が延びていた。c：亀裂を切削していくと、髄腔方向に深くなっていた

掃することが重要である。実際の処置前に、近心面を染め出し液で染色したところ、亀裂線が確認できた（18a）。インレーを除去すると、近心から遠心方向に亀裂が延びていた（図18b）。亀裂を切削していくと、CTの示すように髄腔方向に深くなっていた（図18c）。さらに切削を続けると、露髄した（図19a）。亀裂線が歯根まで到達していないことを確認し、根管口を明示した（図19b）。根管形成・清掃を終了し、MTAにて根管充填した（図19c）。

6ヵ月後に患者をリコールし、X線写真を撮影したところ、咬合痛や打診痛はなく、根尖歯周組織は健全な状態であった（図19d）。

7．X線写真では発見されにくい頰舌（唇舌）側の異常を発見できる

|1の感染根管治療のため当院に紹介された。口腔内診査では、唇側歯肉にサイナストラクトを認めたが、自発痛や打診、咬合痛はなかった。

術前のX線写真からは、歯根の遠心側面に大きな透過像と若干の根尖透過像を認め（図20a）、側枝感染の可能性が疑われた。

通常の感染根管治療が行われ、術後3ヵ月後に患者をリコールし、X線写真を撮影した。根管充填材は根尖まで到達していて、術前にあった遠心側面の透過像は縮小していた（図20b）。

12ヵ月後に再度患者をリコールし、X線写真を撮影した。経過は良好で、クラウンが装着され、遠心側面の透過像はさらに縮小していた（図20c）。

24ヵ月後に患者は急患来院した。X線写真を撮影したところ、唇側歯肉にはサイナストラクトが出現しており、ガッタパーチャポイントを挿入してX線写真を撮影すると、ガッタパーチャポイントの先端は歯根遠心側面に到達し、透過像も再度拡大していた（図20d）。その後、切開して遠心側の歯根を搔爬した。

12ヵ月後に患者をリコールし、X線写真を撮影したところ、透過像は拡大していた（図20e）。唇側にはサイナストラクトが残留していたが、症状はなかった（図20f）。

ここで治療に行き詰まり、詳細を調べるためにCBCTを撮影した。歯列平行断像からは口蓋側

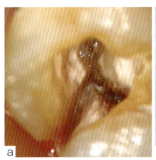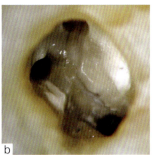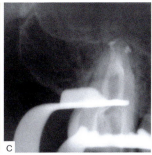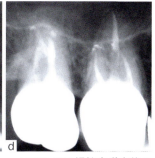

図⓳　a：さらに亀裂を切削すると、露髄した。b：亀裂線が歯根まで到達していなかった。c：MTAにて根管充塡直後のＸ線写真。d：術後6ヵ月のＸ線写真から、根尖歯周組織は健全な状態であることがわかる。間にはイスムスが存在する

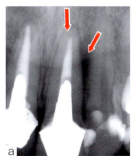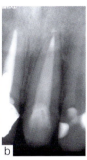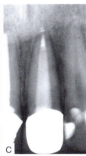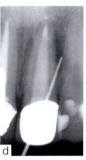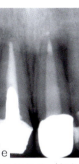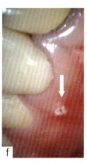

図⓴　a：術前のＸ線写真。小さな根尖透過像と、歯根遠心側面に大きな透過像を認める（矢印）。b：術後3ヵ月のＸ線写真。遠心側面の透過像は縮小傾向にある。c：術後12ヵ月のＸ線写真。クラウンが装着され、遠心側面の透過像はさらに縮小している。d：術後24ヵ月のＸ線写真。唇側歯肉のサイナストラクトにガッタパーチャポイントを挿入して、Ｘ線写真を撮影。ガッタパーチャポイントの先端は歯根遠心側面に到達し、再度透過像も拡大している。この後切開し、遠心側の歯根を搔爬した。e：術後36ヵ月のＸ線写真。透過像はさらに大きくなっている。f：唇側歯肉にはサイナストラクトが残留している（矢印）

の歯頸部付近に根管まで到達していない浅い垂直性の歯根破折を確認した（図21a）。この歯根破折線との歯根の間には隙間があり、その先には大きな根尖透過像が認められた。水平断像からも口蓋側の歯根破折が確認できた（図21b）。この口蓋側の歯根破折片は、歯肉溝切開して外科的に除去した（図21c）。除去した歯根破折片の破折面は鋭くなっていて、う蝕はなかった（図21d）。

3ヵ月後に患者をリコールし、Ｘ線写真を撮影したところ、透過像は再度縮小していた（図21e）。

この症例では、初めからCBCTを撮影していれば、すみやかに病変の原因を見つけて無駄のない正確な治療計画が立てられたことであろう。診査・診断時にCBCTを撮影すべきだと、強く思わせた症例であった。

8．歯根膜腔を3次元的に見られるので、骨癒着（アンキローシス）を診査できる

3|の骨癒着を主訴に当院に紹介された。患者は矯正治療を受けており、歯が移動しないことから1ヵ月前にＸ線診査したところ、骨癒着が発見された。口腔内診査では歯の動揺はなく、打診痛もないが、打診時に「コンコン」と骨に響くような音がした。

Ｘ線写真を撮影したところ、遠心側の歯冠1/3歯根に外部吸収が認められ、吸収側の歯根膜は完全に消失しているように見えるが、透過像は認められなかった（図22a）。

歯根膜の状態と骨癒着の範囲を調べるために、CBCTを撮影した。水平断像からは遠心側の歯頸部より根中央部あたりまでの歯根膜が欠如していた（図22b〜d）。歯根膜は骨と歯根を分離しているので、欠如すると破骨細胞により歯根内に骨が入り込む危険性がある。実際に吸収された歯根内には象牙質よりも不透過性の低い骨様の硬組織を認め、骨に置換されている可能性が示唆された。根中央部よりも根尖側には360°歯根膜が確認できた（図22e）。

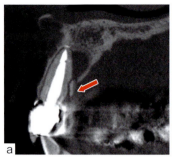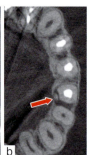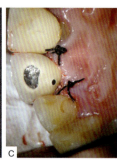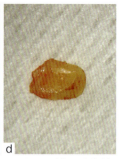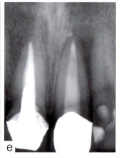

図㉑　a：CBCT歯列平行断像から、口蓋側の歯頸部付近に歯根まで到達していない、浅い垂直性の歯根破折（矢印）が確認できる。この根尖側に大きな透過像を認める。b：水平断像からも、口蓋側の歯根破折が確認できる（矢印）c：口蓋側の歯根破折片は、歯肉溝切開して外科的に除去した。d：除去した歯根破折片の破折面は鋭くなっていて、う蝕はない。e：歯根破折片除去後3ヵ月のX線写真。透過像は再度縮小している

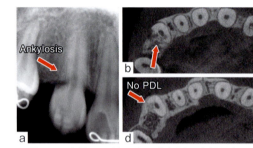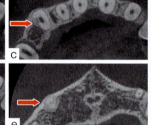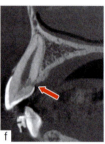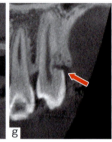

図㉒　a：術前のX線写真。遠心側に歯根外部吸収が認められ、歯根膜は完全に消失しているように見えるが、透過像は認められない。b〜e：CBCT水平断像からは、遠心側の歯頸部より根中央部あたりまでの歯根膜が欠如していることがわかる。f：歯列平行断像からは、口蓋側の歯根膜腔は確認できるが、象牙質は吸収されているとわかる（矢印）。g：歯列横断像からは、歯頸部歯根の遠心側では歯根膜は消失していて、骨が歯根内に入り込んでいるように見える（矢印）

歯列平行断像からは口蓋側の歯頸部象牙質内にも外部吸収が認められたが、歯根膜腔が確認できた（図22f）。歯列横断像からは歯頸部歯根の遠心側では歯根膜が消失しており、骨が歯根内に入り込んでいるように見えた（図22g）。3次元構築画像からも、歯根遠心側の外部吸収部が縦長の長方形になっていることがわかった（図23a）。

以上のX線写真とCBCTの情報により、歯根象牙質に入り込んだ骨を外科的に削り取り、MTAで埋めて歯根膜を再生させる治療計画を立てた。

歯肉溝切開によりフラップを挙上し、顕微鏡下で歯根に入り込んだ骨を確認した（図23b）、そして象牙質内の骨を削除し、X線写真を撮影し、切削した歯根象牙質範囲を確認した（図23c）。歯根膜を染め出すために、メチレンブルーを切削した象牙質周囲に塗布して確認した（図23d）。切削した象牙質窩洞にはMTAを充填し骨窩洞にはテルプラグを埋めた（図23e）。術後にX線写真を撮影してMTA充填を確認した（図23f）。

もしも術前にCBCTを撮影しなかったら、適切な治療計画が立てられないため、場当たり的な治療となり、治療時間も切削範囲も過大、あるいは過小になっていた可能性がある。

9．破折器具の長さや根管の湾曲度、根管壁の厚みなどの情報を術前に把握できるので、予測可能で安全な治療計画が立てられる

7⏌の感染根管治療のため当院に紹介された。口腔内診査ではブリッジの支台になっていて、頬側歯肉の発赤と垂直性の打診痛を認めた。

術前のX線写真からは、近心根管に破折器具様の不透過像を認めた（図24a）。

次にCBCTを撮影し、歯列平行断像からは破折器具の近遠心的な位置（図24b）、長さ（図24d）、そして湾曲度（図24e）、歯列横断像からは頬舌的な位置（図24c）、水平断像からは根管

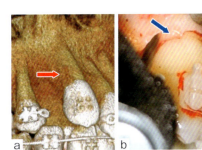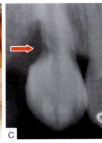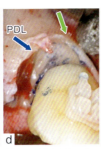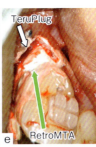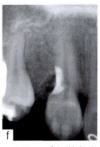

図㉓　a：3次元構築画像からも、歯根遠心側の外部吸収部は縦長の長方形になっているとわかる。b：フラップを挙上すると、歯根に入り込んだ骨が見える（矢印）。c：象牙質内の骨を削除後のX線写真。d：メチレンブルーにより歯根膜が確認できる（矢印）。e：象牙質窩洞にはMTAを充塡し、骨窩洞にはテルプラグを埋めた（白矢印：テルプラグ、緑矢印：MTA）。f：術後のX線写真。適切にMTAが充塡されている

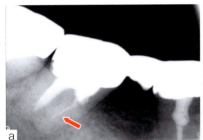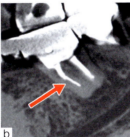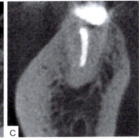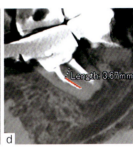
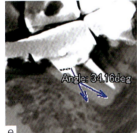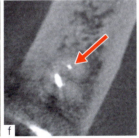

図㉔　a：術前のX線写真。近心根管に破折器具様の不透過像を認める。b：歯列平行断像から、破折器具は遠心方向に傾斜していて根尖透過像が認められる。c：歯列横断像からは、破折器具は頰舌的にはほぼ直線的な根管内にある。d：歯列平行断像から破折器具の長さを測定すると、3.67mmであった。e：歯列平行断像から破折器具の入っている根管の湾曲度を測定すると、34.16°であった。f：水平断像からは、近心根管内にあり樋状根で根管壁の厚みは十分あることがわかる

壁の厚み（図24f）を調べた。このなかで破折器具の長さが3.67mmで湾曲度が34.16°であったことから、根管形成後、Loopを使い除去するように治療計画を立てた。

　クラウンとコアを除去すると、C型の根管が見えた。そして近心側根管内には、破折器具が遠心側壁に寄りかかるように認められた（図25a）。内湾側である遠心側根管壁にTFRK-12とTFRK-S超音波チップを使い隙間を形成すると、破折器具が揺れだしたので、形成を終了した（図25b）。EDTAで根管洗浄して切削片を除去した。次にLoop除去器の輪を破折器具の太さに合わせ、そして45°に曲げ、それを破折器具に被せ、把持して牽引除去した（図25c）。除去した器具の長さはCTで測定した長さと同じで3.6mmであった（図26a）。その後、根管形成、根管清掃して、MTAで根管充塡した（図26b）。

10. 術前に歯根の3次元的な形態と根管数、そして病変との関係を把握できるので、原因除去のための治療計画が立てられる

　6⏐の感染根管治療のため当院に紹介された。口腔内診査で、PFMクラウンが装着され、咬合痛および垂直性の打診痛があり、頰側歯肉にはサイナストラクトを認めた（図27a）。また、頰側歯肉根尖部を指で押すと圧痛を呈していた。

　術前のX線写真からは、3根管あり、口蓋根管の根尖側1/3付近に破折器具様の不透過像があり、近心頰側根管の根管充塡材はアンダーで小さな根尖透過像を認めた（図27b）。

　次にCBCTを撮影し、歯列平行断像からMB

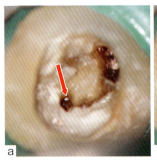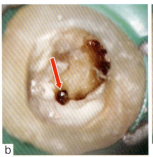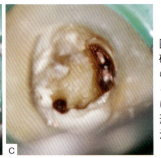

図㉕　a：根管形成する前の破折器具（矢印）。近心根管内の遠心側面に寄りかかっている。b：遠心側根管壁（内湾側）に超音波チップでスペースを形成した。c：内湾側に超音波振動を与えて根管壁を切削した

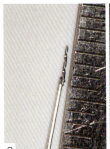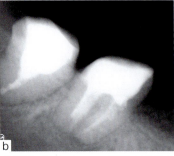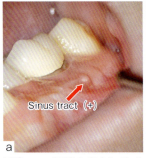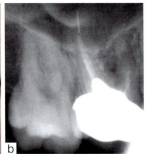

図㉖　a：除去した破折器具（3.6mm）。b：根管充塡後のX線写真

図㉗　a：唇側の歯肉にサイナストラクトを認める（矢印）。b：術前のX線写真。近心根管の根管充塡材が根中央部付近までしか認められない

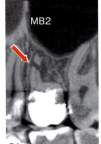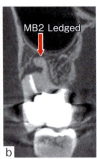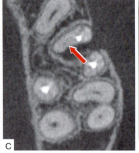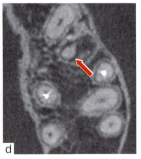

図㉘　a：歯列平行断像からMB根の根尖側1/3付近は水平に切断されていることがわかる（矢印）。b：歯列横断像からMB根の根尖側は頰側から水平に切断されていて口蓋側まで完全に切除されていないことがわかる（矢印）。c、d：水平断像からMB根の頰側は切除されているがMB2根管は残留していることがわかる（矢印）

根の根尖側1/3付近が切断されていて、根尖が残存していることがわかった（図28a）。また、歯列横断像からは、MB根が頰側から切断されていて、口蓋側1/3の根尖が残存しているとわかった（図28b）。残存したMB根内にはMB2が未処置の状態で存在し、根尖透過像が確認できた。水平断像からも、MB根の頰側面部が欠損し、MB2根管が認められた（図28c、d）。また、MB根の頰側皮質骨は吸収（フェネストレーション）されているため、指でこのあたりの歯肉を押すことで圧痛に繋がっていた可能性が高いと推測できた。

以上の術前の診査情報から、根尖切除残存断面部と未処置のMB2の感染が原因と思われたので、感染を除去し、MTAによる根管充塡で硬組織形成を誘導させて、切削断面を塞ぐように治療計画を立てた。

クラウンとコアを除去し、再度X線写真を撮影して、金属を除いた歯根全体像を把握した（図29a）。MB根の根尖側1/3付近に水平的なX線透過性のラインが認められた。鋳造コアの下のセメントを除去すると、MB2の根管口が見えた（図29b）。さらにMB1内の根管充塡材を除去したところ、MB1根管内に根尖歯周組織からの出血を認めた（図29c）。

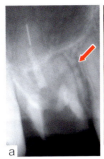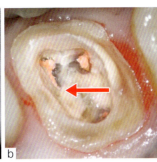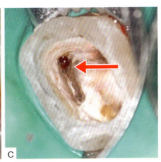

図㉙　a：クラウンとコアの除去後のX線写真。3根管あり、口蓋根管内に破折器具を認める。b：クラウンとコアを除去後の根管。MB2の根管口が認めれる（矢印）。c：MB1内の根管充塡材を除去したところ根管内から出血を認めた（矢印）

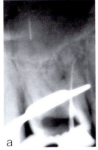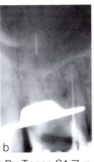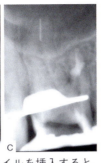

図㉚　a：MB2内にProTaper S1ファイルを挿入すると、切断面から遠心側にずれていることが認められる。b：再度ファイルを近心方向に向けてMB2内に挿入させたところ根尖まで穿通することができた。c：MTAにてMB1とMB2および切断面の充塡をX線写真にて確認した

　MB2根管内にファイルを挿入してX線写真を撮影すると、根管から切断面方向に抜けて遠心側にずれた状態で撮影された（図30a）。根管内を乾燥させ、再度顕微鏡下で見ながらProTaper S1（デンツプライシロナ）で近心方向に向けてMB2を穿通させ、X線写真を撮影した（図30b）。そしてVortexBlueファイルにて根管形成・根管清掃し、MTAにてMB1とMB2を根管充塡して露出した切断面を塞いだ（図30c）。その後、P根管の破折器具を除去し、DB根管を含めMTAで根管充塡した。

　3ヵ月後の経過観察時にCBCTとX線写真を撮影したところ、歯列平行断像からMB根の切断面周辺にあった透過像が消失していることがわかった（図31a）。また、歯列横断像からも透過像が消失し、頰側の皮質骨も含め、ほぼ骨が再生されていた（図31b）。

　術後3ヵ月のX線写真では、MB根の切断面あたりに若干の透過像が残っていることが確認できた（図31c）が、術後6ヵ月の経過観察時のX線写真からは、術前のX線写真で見えた透過像は完全に消失していた（図31d）。

11. 外科処置を行うときに、下歯槽管（神経）およびオトガイ孔と根尖の位置関係を正確に把握できる

　6̲の以前行われた感染根管治療時に、MTAで根管充塡しているにもかかわらず治癒が得られなかったので、外科的感染根管治療のため当院に紹介された。口腔内診査では、頰側歯肉の腫脹と打診および咬合痛を認めた。

　術前のX線写真からは、近心根の根尖周囲と根分岐部に大きな透過像を認めた（図32a）。

　術前CBCT歯列平行断像から、オトガイ孔の位置は5̲6̲の間にあるので、根尖切除で切開し剝離すると、副オトガイ孔が露出する可能性が大きいことがわかる（図32b）。CBCT歯列横断像からは近心根の根尖側根管内に隙間があり、その下には大きな根尖透過像を認めた。頰側皮質骨も欠損しているが、下歯槽管までは十分離れていた（図32c）。

　別の切り口の歯列横断像から5̲とオトガイ孔開口部の位置関係を診査すると、オトガイ孔の歯冠側に副オトガイ孔が存在し、舌側方向には根尖が近接していることが確認できた（図32d）。また、別の切り口の歯列平行断像からオトガイ孔と副オトガイ孔と6̲の近心根の根尖の位置関係をみると、根尖切除で歯肉剝離した場合に副オトガイ孔が露出する可能性が高いことがわかった（図33a）。

　水平断像からオトガイ孔の開口部の大きさがわかった（図33b）。また、別の切り口の水平断像から、

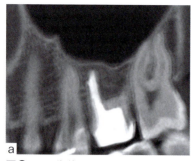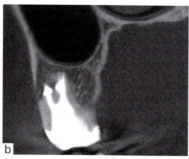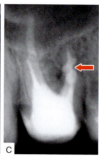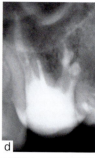

図㉛　a：術後3ヵ月の経過観察時に撮影したCBCTの歯列平行断像より、術前にあった透過像は消失して骨が再生されていることがわかる。b：歯列横断像より、MB根の切断面にあった頬側の透過像は、ほぼ完全に消失していることがわかる。c：術後3ヵ月のX線写真。術前のX線写真と比べて透過像が消失傾向ではあるが、MB切断部の遠心側に若干の透過像が残っている（矢印）。d：術後6ヵ月のX線写真。術前のX線写真に存在した透過像は、完全に消えている

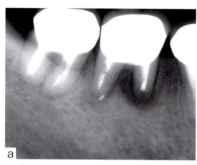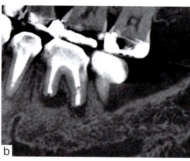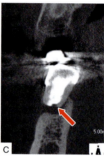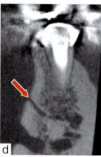

図㉜　a：術前のX線写真。b：術前CBCT歯列平行断像から、オトガイ孔は[5]と[6]の間に開口していることがわかる。c：CBCT歯列横断像からは、近心根の根尖側根管内に隙間（矢印）があり、その下には大きな根尖透過像を認めるが、下歯槽管までは十分に距離は離れている。d：別の切り口の歯列横断像から、オトガイ孔開口部の上方に副オトガイ孔（矢印）を認め、[5]の根尖や[6]のMB根の根尖の位置に隣接していることがわかる

副オトガイ孔の大きさは小さいことが確認できた（図33c）。

別の切り口の水平断像から、[6]の歯根頬側面には皮質骨が完全に吸収されていることが確認できた（図33d）。

以上の術前のCBCT情報から、副オトガイ孔の開口部に注意して歯肉を剥離し、[6]の近心根の根尖側根管内を清掃し、MTAで逆根管充塡を行う治療計画を立てた。

縦切開は[5]の近心側から行い、副オトガイ孔を歯肉剥離の際に損傷させないように開口部の位置を明示し把握した（図34a）。

続いて肉芽組織を除去し、根尖を切除しないで軽く根尖を搔爬し、逆根管窩洞形成し、MTAで逆根管充塡した。骨窩洞内にはテルプラグおよび硫酸カルシウムを塡入して、頬側骨の再生処置を加えた。術直後にX線写真を撮影して逆根管充塡材を確認した（図34b）。

その3ヵ月後、経過観察においてX線写真を撮影したところ、術前にあった透過像が消失傾向にあることを確認した（図34c）。

12. 外科処置を行うときに上顎洞と根尖の位置関係を正確に把握できる

[7]の外科的感染根管治療のため、当院に紹介された。口腔内診査では遠心側歯肉にサイナストラクトを認め、打診および咬合痛があった。

術前のX線写真からは、3根管あり、根尖相当部まで根管充塡材が見えるが、大きな根尖透過像を伴っていた（図35a）。

術前のCBCT歯列平行断像からは、上顎洞底を押し上げるほどの大きな根尖透過像と遠心側歯周ポケットに抜ける透過像を認めた（図35b）。

歯列横断像からも根尖側に大きな透過像を認めたが、頬側根上に頬側皮質骨が歯根を覆っていた。また、根尖と頬側皮質骨の間に上顎洞が入り込み、根尖のレベルとほぼ同程度の位置にあった。頬側

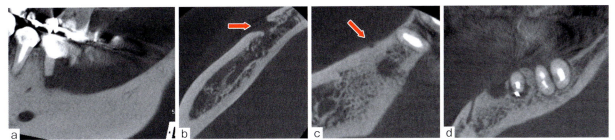

図㉝　a：歯列平行断像から、オトガイ孔と副オトガイ孔と6̄の近心根の根尖の位置関係が示される。b：水平断像から、オトガイ孔の開口部が大きいことがわかる（矢印）。c：水平断像から、副オトガイ孔の大きさは小さいことがわかる（矢印）。d：水平断像から、6̄の歯根頬側面には皮質骨がないことがわかる

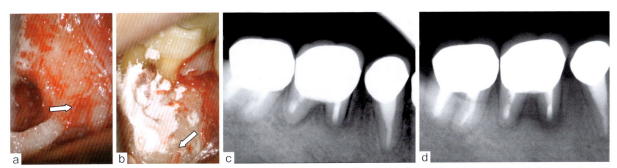

図㉞　a：歯肉剥離して副オトガイ孔を明示した（矢印）。b：副オトガイ孔（矢印）を傷つけないように注意しながら、逆根管充塡を終えて、テルプラグと硫酸カルシウムを骨窩洞内に塡入し、造骨処置を行った。c：術直後のX線写真。d：術後3ヵ月のX線写真から、透過像は消失傾向にあることが確認できる

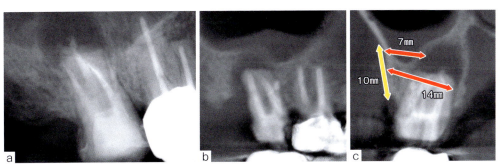

図㉟　a：術前のX線写真。b：術前CBCT歯列平行断像からは、上顎洞底を押し上げるほどの大きな根尖透過像と遠心側歯周ポケットに抜ける透過像を認める。c：歯列横断像からは、頬側歯槽骨頂から頬側皮質骨に沿って10mmの位置に上顎洞底があり、そこから口蓋側方向へ根尖頬側面に到達するまで7mmあり、口蓋側面までは14mmあるとわかる

歯槽骨頂から頬側皮質骨に沿って10mmの位置に上顎洞底があり、そこから口蓋側方向へ根尖頬側面に到達するまで7mmあり口蓋側面までは14mmあった（図35c）。

　水平断像からはMB根管の根尖付近に未処置の空隙を認め（矢印）、歯根頬側以外の周囲骨は吸収されてることがわかった（図36a、b）。

　以上の術前CBCT情報から、根尖部で骨窩洞形成した場合に、上顎洞穿孔するため根尖孔よりも1mmから根尖を切断し、さらに2mm歯冠側方向に切削していき、骨窩洞形成をして3mmの逆根管窩洞形成し、MTAで逆根管充塡する治療計画を立てた。

　歯槽骨頂から8mmの位置から歯根の長軸に対して（図36c）、そのまま歯冠側方向に歯根を切削した（図36d）。続いてメチレンブルーにて切断面を染め出し（図37a）、未処置の感染根管を明示して、超音波チップで切削除去した。そしてMTAにて逆根管充塡した。骨窩洞内にはテルプラグを挿入し、硫酸カルシウムにて切削した皮質骨部を覆った（図37b）。X線写真を撮影して逆根管充塡を確認した（図37c）。

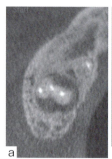 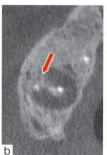 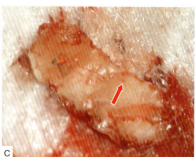 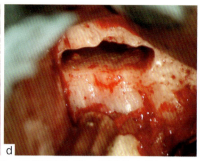

図㊱　a、b：水平断像からは、MB根管の根尖付近に未処置の空隙を認める（矢印）。歯根頬側以外の周囲骨は吸収されている。c：切断された根尖部から、未処置の根管を認める（矢印）。d：形成した骨窩洞

3ヵ月後の経過観察でX線写真を撮影したところ、術前にあった透過像が著しく縮小していることが確認できた（図37d）。

まとめ

術前の診査・診断でCBCTを用いると、根管数や根管湾曲方向をあらかじめ把握できるため、存在する根管を効果的に発見でき、予知性をもって根管形成および根管充塡を達成できる。X線写真では見分けるのが困難な根尖透過像の位置やその大きさを術前に把握することで、各根管の歯髄のバイタリティーを予測し、実際の処置時にそれらの状態を顕微鏡下で確認し、歯髄のバイタリティーに合わせて、予知性をもってVital Pulp Therapyや抜髄を行うことができる。

さらには経過観察時にも、X線写真ではわかりにくい治癒の確認ができる。X線写真では見えない根尖透過像や根管を発見し、感染の原因を特定し、これを除去することで治癒に導ける。

X線写真からは想像もできない、根尖部にない根尖孔の特殊な位置や、根尖側根管の有無を確認でき、透過像の位置関係から感染原因を推測できるので、根尖部にない根尖孔を無駄に探すことなく治療を早期に完結できる。

同様に、X線写真とは違い、穿孔部の位置や大きさ、その範囲を術前に把握できるので、確実に穿孔封鎖できれば治癒を予測できる。

X線写真では見破れない歯冠・歯根破折でも、CBCTでは発見できるので、感染原因を特定して、それに応じた処置を施せる。

また、X線写真では発見しにくい頬舌側の異常、たとえば特殊な位置にある歯根破折などを発見可能なので、感染原因からどのような治療がベストか推測できる。

さらには2次元のX線写真ではわかりにくい歯根膜腔の異常や骨癒着（アンキローシス）の範囲を3次元的に把握できるので、どのような処置が必要なのか推測できる。

破折器具の除去を行う場合でも破折器具の長さや根管湾曲度、根管壁の厚みを正確に測定できるので、安全で予知性の高い破折器具除去を行える。

以前根尖切除術を受けた歯に、再度外科的感染根管治療か非外科的感染根管治療かの治療方法の選択を検討する場合でも、歯根形態の欠陥や感染根管の位置関係を3次元的にかつ精密に把握できるので、選択した治療方法の予知性や治療予後を推測できる。

外科処置を計画する場合でも、根尖性歯周炎の原因および原因部までのアクセスの可否、そして外科処置により治癒可能なのかを検討できる。

また、外科処置によるリスクとして上顎洞や下歯槽管（神経）およびオトガイ孔への傷害を起こす可能性を検討できる。またこれらの位置と治療する歯の根尖の位置関係を正確に把握できるので安全で予知性の高い外科処置を施すことができる。

以上のことから、CBCTを診査・診断に用いると、治療前に正確で精密な3次元情報が得られるため、患歯にとって必要な治療を適切に施せる。このた

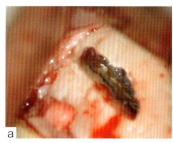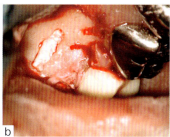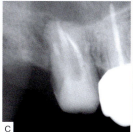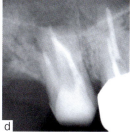

図❸　a：メチレンブルーにて根尖切断面を染め出した。b：硫酸カルシウムにて切削した皮質骨部表層を覆った。c：術直後のX線写真。d：術後3ヵ月後のX線写真からは、術前にあった透過像は著しく縮小していることが確認できる

め治療時間に無駄がなく、治療の予知性も高くなるので、治療成功率もCBCTがない場合と比べて高くなる。このことから治療予後も予見できる。

また、治療中に顕微鏡下でCBCTの横断像を参照しながら根管治療を行うと、顕微鏡から見える状態と同様のため、効率よく石灰化根管や未処置の根管を見つけることができる。

【参考文献】

1) Robb RA, Sinak LJ, Hoffman EA, et.al.: Dynamic volume imaging of moving organs. J Med Syst, 6: 539-554, 1982.
2) Scarfe WC, Farman AG, Sukovic P: Clinical applications of cone-beam computed tomography in dental practice. J Can Dent Assoc, 72: 75-80, 2006.
3) Ludlow JB, Timothy R, Walker C, et.al: Effective dose of dental CBCT-a meta analysis of published data and additional data for nine CBCT units. Dentomaxillofac Radiol, 44: 2015.
4) Scarfe WC, Farman AG: What is cone-beam CT and how does it work?. Dent Clin N Am, 52: 707-730, 2008.
5) Cotton TP, Geisler TM, Holden DT, et.al: Endodontic applications of cone-beam volumetric tomography. J Endod, 33: 1121-1132, 2007.
6) Demirbuga S, Sekerci AE, Dincer AN, et.al: Use of cone-beam computed tomography to evaluate root and canal morphology of mandibular first and second molars in Turkish individuals. Med Oral Patol Oral Cir Bucal, 18: 737-744, 2013.
7) Ozer SY: Detection of vertical root fractures of different thicknesses in endodontically enlarged teeth by cone beam computed tomography versus digital radiography. J Endod, 36: 1245-1249, 2010.
8) Kolanu SK, Bolla N, Varri S, et.al.: Evaluation of correlation between apical diameter and file size using Propex Pixi apex locator. J Clin Diagn Res, 8: 18-20, 2014.
9) McDonald NJ: The electronic determination of working length. Dent Clin North Am, 36: 293-307, 1992.
10) Shabahang S, Goon WW, Gluskin AH: An in vivo evaluation of Root ZX electronic apex locator. J Endod, 22: 616-618, 1996.
11) Mayeda DL, Simon JH, Aimar DF, Finley K: In vivo measurement accuracy in vital and necrotic canals with the Endex apex locator. J Endod, 19: 545-548, 1993.
12) Kamburoglu K: Evaluating root resorption lesions with CBCT. Am J Orthod Dentofacial Orthop, 140: 453, 2011.
13) Kamburoglu K, Kursun S, Yuksel S, Oztas B: Observer ability to detect ex vivo simulated internal or external cervical root resorption. J Endod, 37: 168-175, 2011.
14) Patel S, Dawood A, Wilson R, et.al.: The detection and management of root resorption lesions using intraoral radiography and cone beam computed tomography: an in vivo investigation. Int Endod J, 42: 831-838, 2009.
15) American Association of Endodontists, American Academy of Oral and Maxillofacial Radiology: AAE and AAOMR joint position statement use of cone beam computed tomography in endodontics 2015 update. J Endod, 41: 1393-1396, 2015.
16) Lucena C, Lopez JM, Martin JA, et.al.: Accuracy of working length measurement: electronic apex locator versus cone-beam computed tomography. Int Endod J, 47: 246-256, 2014.
17) Janner SF, Jeger FB, Lussi A, Bornstein mm: Precision of endodontic working length measurements: a pilot investigation comparing cone-beam computed tomography scanning with standard measurement
18) Jeger FB, Janner SF, Bornstein mm, Lussi A: Endodontic working length measurement with preexisting cone-beam computed tomography scanning: a prospective, controlled clinical study. J Endod, 38: 884-888, 2012.
19) Xu J, He J, Yang Q, Huang D, Zhou X, Peters OA, Gao Y: Accuracy of Cone-beam Computed Tomography in Measuring Dentin Thickness and Its Potential of Predicting the Remaining Dentin Thickness after Removing Fractured Instruments. J Endod, 43: 1522-1527, 2017.
20) Kamburoğlu K, Kiliç C, Özen T, Horasan S: Accuracy of chemically created periapical lesion measurements using limited cone-beam computed tomography. Dentomaxillofac Radiol, 39: 95-99, 2010.
21) Bender IB: Factors influencing the radiographic appearance of bony lesions. J Endod, 8: 161-170, 1982.
22) Shoha RR, Dowson J, Richards AG: Radiographic interpretation of experimentally produced bony lesions. Oral Surg Oral Med Oral Pathol, 38: 294-303, 1974.

歯内療法でのCT活用

2-2 外科的歯内療法のためのCBCT
外科処置を成功させるGPS

Samuel Kratchman
米国・ペンシルバニア州開業／ペンシルバニア大学歯学部准教授

はじめに

歯科用コーンビームCT（Cone Beam Computed Tomography：以下、CBCT）の登場は、歯内療法分野、とくに外科的歯内療法において革命となった。2次元のX線写真と比較して、3次元のCT画像では、解剖学的形態を正確に把握できるため、治療計画や治療方法の選択が的確になり、治療結果の予知性もさらに向上できる[1]。外科的歯内療法を行う場合、CBCTを利用すると、さまざまな面でたいへんに利便性が高まる（表1）。

CBCTは外科処置の際、解剖学的に重要な位置情報を正確に提供してくれるので、外科医にとって自動車のGPSのような存在である。とくに皮質骨の欠損がない場合は、CBCTにより重要部位までの距離を何ヵ所か測定することにより、外科処置を行う際に、どこに歯根があるかや、皮質骨を切削する厚み、バーを根尖切除する歯根舌側（口蓋側）端まで到達させるのに必要な距離などを正確に知ることができる（図1）。

外科的歯内療法を行う際のCBCTの利便性

1．非外科か外科かの治療計画が立てやすい

外科的歯内療法は非外科的歯内療法と比べて、ほとんどのケースで容易かつ速効性があり、術後痛も少ない。しかし、初回の治療や未処置の根管が存在する場合、補綴物や修復物を除去したり、歯を大量に切削穿孔しないで未処置の根管を探せる場合は、外科処置を第一選択とすべきではない。

顕微鏡下で行う外科的歯内療法が複雑になるにつれて、歯質保存を優先した歯内療法（MI）ではなくなる。たとえば、上顎第1大臼歯に未処

表❶　外科的歯内療法を行う際のCBCTの利便性

1．非外科的歯内療法と外科的歯内療法のどちらで行うか、治療計画が立てやすい	6．意図的再植法を行う場合に歯根の形態を把握し、歯根破折させないで抜歯できるか検討できる
2．病変が実際に存在するのか否か、外科処置を行ううえで重要な部位までの距離の計測、以前行われた外科処置の失敗の原因を探ることができる	7．歯根の内部・外部吸収、または穿孔の存在やそれらの大きさの把握。外科処置の際にこれらの損傷部まで器具を到達させて修復が可能なのか、また外科処置後に補綴処置して咬合圧に耐えられるほど十分な歯質を残すことができるかを検討できる
3．根尖または病変とオトガイ孔の位置関係から外科処置を行うことで、神経に障害を起こす可能性を検討できる	8．あきらかな歯根破折が確認できる場合に、外科処置による歯の保存が可能か検討できる
4．歯根と上顎洞の位置関係から、外科処置の際に上顎洞を穿孔せずに根尖切除できるかを検討できる	9．従来の2次元的なX線写真と比較して、3次元的に治癒を正確に把握できる
5．口蓋側から行う外科処置の治療計画。歯根まで到達可能か、皮質骨や上顎洞に対して口蓋根の位置関係を考察できる	

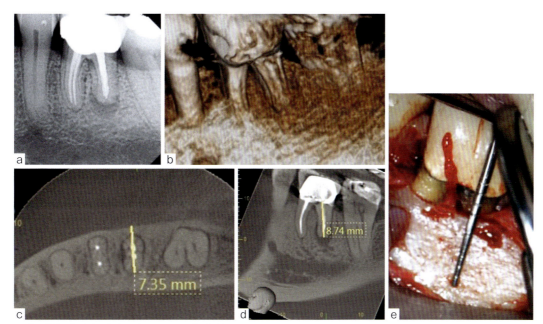

図❶ 「6の根尖切除術を行うための治療計画
a：術前のX線写真から遠心根に根尖病変を認める
b：3D画像によりオトガイ孔から遠心根の根尖まで距離は十分に離れているとわかる
c：頰側皮質骨から遠心根舌側までの距離は7.35mmである
d：CEJから遠心根の根尖までの距離は8.74mmである。これらの解剖学的な情報により、骨窩洞形成を適切かつ安全に行うことができる
e：フラップを挙上してCEJから遠心根の根尖までの8.74mmを確認し、ここより若干歯冠側寄りの位置から骨窩洞形成を開始する

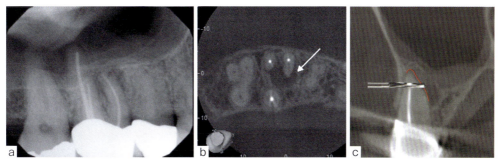

図❷ 上顎第1大臼歯近心頰側根に顕微鏡下での外科的歯内療法を行うための診査を行う
a：術前のX線写真から、MB根の根尖病変を認める
b：CBCT水平断像から、未処置のMB2とMB根の口蓋側を中心に広がる透過像を認める
c：MB根の歯列横断像にリンデマンバーを重ねてみると、根尖から3mmの位置で根尖切除してもMB2は適切に切断されないことがわかる。さらに歯冠側で切断してしまうと歯冠歯根長比が悪化してしまうので、治療計画を非外科的歯内療法に変更した

置のMB2があるために根尖切除を行い、歯冠歯根長比が悪化してしまうような場合は、非外科的な感染根管治療を行うべきである。その際に、CBCTがあれば、MB根の形態が前頭面からも正確に把握できるので、しっかりした治療計画が立てやすくなる（図2）。

2. 病変までの距離の計測や失敗の原因を探ることができる

皮質骨が厚くなっているような場所、とくに下顎の臼歯部では、X線写真から根尖病変を把握す

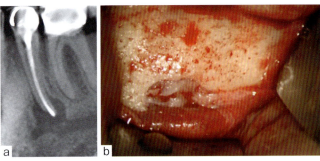

図❼　下顎小臼歯の根尖病変がオトガイ孔に到達している
a：CBCTの歯列平行断像から根尖病変はオトガイ孔に入り込んでいるとわかる
b：肉芽組織に囲まれた状態でオトガイ神経がオトガイ孔から出てきている

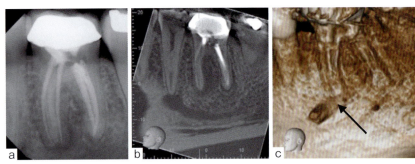

図❽　下顎第1大臼歯の根尖病変を治療するための計画を立てる
a：術前のX線写真から、近心根と遠心根の両方にあきらかな病変を認める
b：矢状断像から両根の根尖周囲に病変を認めるが、オトガイ孔から距離は十分に離れている
c：CT 3次元構築画像により、オトガイ孔の近心側ループ部が近心根の根尖と一致していることがわかる（矢印）。このことにより、外科処置を行った場合に神経麻痺を起こしかねないため、治療計画を外科処置から非外科的再治療に変更した

を用いて状況をしっかり把握し、治療計画を立ててから外科処置をしなければならない（図9）。

5．口蓋側から行う外科処置の治療計画を立てやすい

　口蓋側から行う外科処置は顕微鏡を使っても難しいので、慎重に治療計画を立てるべきである。治療計画を立てるためには、CBCTは間違いなく必須といえる。フェネストレーションがある場合でも、口蓋根が上顎洞内にある場合でも、上顎洞に近接する場合でも、CBCTを見れば、正確に口蓋側皮質骨と口蓋根の位置を把握できる。口蓋根が頬側根と癒着している場合でも、CBCTがあれば頬側皮質骨や口蓋側皮質骨の距離を測定できるので、どちら側から口蓋根を処置するのが容易なのか検討できる（図10、11）。

6．歯根破折させないで抜歯可能か検討できる

　解剖学的な理由から一般的な根尖切除術が困難な場合は、意図的再植法により歯の保存処置を行うことができる。意図的再植法のための治療計画を立てるときに最も重要なことは、歯根の形態を把握して、抜歯時に歯根破折する可能性があるかを検討することである。

　CBCTを活用することで、3次元的に歯根の形態を見ることができるばかりか、歯根の湾曲か

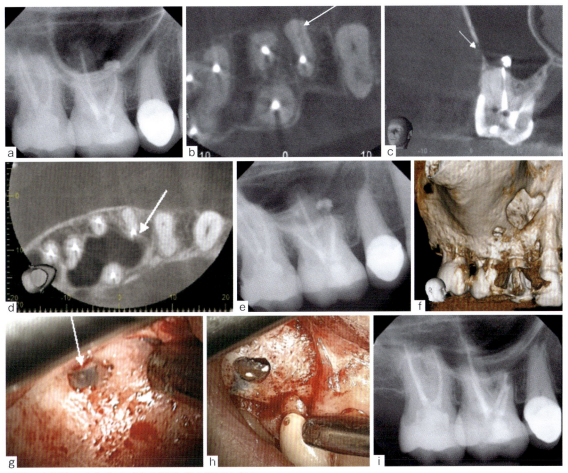

図❾ 上顎第1大臼歯の感染根管治療の診査を行う
a：術前のX線写真から近心根の根尖で多量のシーラーが逸脱していることがわかる
b：CT軸位断像より初回の根管治療でMB1根管が見つけられなかったことがわかる（矢印）
c：CT冠状断像から未処置のMB1根管と頬側皮質骨から上顎洞への穿孔（矢印）が認められる
d：CT軸位断像よりMB2根管からシーラーが根尖孔外に逸脱していることがわかる
e：感染根管治療後のX線写真
f：CT3次元構築画像から上顎洞への穿孔は2ヵ所あることが認められる。MB根管の根尖の真上と、25年前に行われた上顎洞の手術の際にできた大きな皮質骨の穿孔（患者との問診から）
g：外科処置時に見えた、青みがかかった特徴の上顎洞シュナイダー膜が上顎洞穿孔部に認められる
h：MB1とMB2の逆根管窩洞に詰めたBioceramic根管充填材。MB根尖孔の先に上顎洞への穿孔部があり、ここがリトラクターにより保護されていることがわかる
i：根尖切除術後のX線写真（Ken Lee先生のご厚意による）

ら抜歯する場合に歯根破折させないように安全な脱臼方向を知ることができる（**図12**）。

7．歯根の内部・外部吸収、穿孔の存在やそれらの大きさを把握できる

　歯根吸収は歯の強度を低下させる。外部吸収は、無症状で患者の訴えがなく、歯科医師が発見していない場合は、歯髄まで到達していることがほとんどである。もしこれがアクセス可能な位置にあり、早期に発見されれば、外科的に除去して充填することで歯を保存できる。通常の2次元X線写真では、正確に歯根外部吸収の程度や形態を把握することは不可能なので、外科処置をした場合は予測不能となり得る。CBCTにより、はっきりと吸収された欠損部を把握できるので、正確か

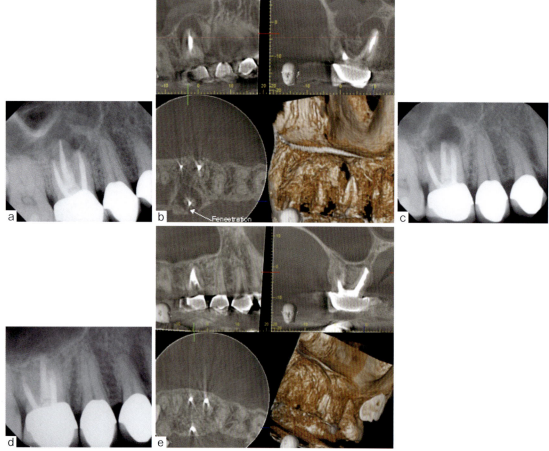

図⑩　上顎大臼歯口蓋側からの根尖周囲外科処置の治療計画
a：術前のX線写真から根管充填材は適切に作業長まで到達しているように見えるが、根尖病変を認める
b：術前のCBCTから口蓋根の根尖周囲に大きな病変を認め、口蓋側皮質骨にフェネストレーションを起こしている（矢印）
c：全根に対して行った根尖切除術後のX線写真
d：術後2年のX線写真から骨性の治癒が確認できる
e：術後2年のCBCTからも、口蓋根の根尖病変があった場所に骨性の治癒が認められ、口蓋側の皮質骨も再生されている

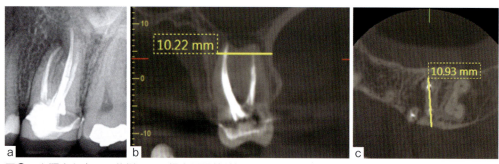

図⑪　上顎大臼歯の口蓋側からの根尖周囲外科処置の治療計画
a：術前のX線写真からMB根の根尖周囲のみに病変が認められる
b：CBCT冠状断像から病変はDB根と口蓋根まで広がり両根は癒着している。口蓋側皮質骨からDB根の頬側面までの距離は10.22mmである
c：CBCT軸位断像からDB根と口蓋根は癒着していることが確認できる。頬側皮質骨から口蓋根口蓋側面までの距離は10.93mmある。外科処置の治療計画を立てる際には、これらの計測値と病変の位置関係から、口蓋側と頬側のどちらから行うべきかを決める必要がある（Lindi Orlin先生のご厚意による）

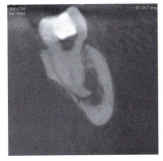

図⓬ CBCT冠状断像から、下顎第2大臼歯の歯根は根尖部で急激に頬側に湾曲していることがわかる。この歯の治療には意図的再植法が計画された。この歯を抜歯する際には、歯根の湾曲方向を考慮して頬側方向に脱臼させる必要があることが予想できる。もしこの歯を舌側方向に脱臼させようとした場合は、頬側に多大な圧力が加わるので、根尖はおそらく破折する可能性が高い

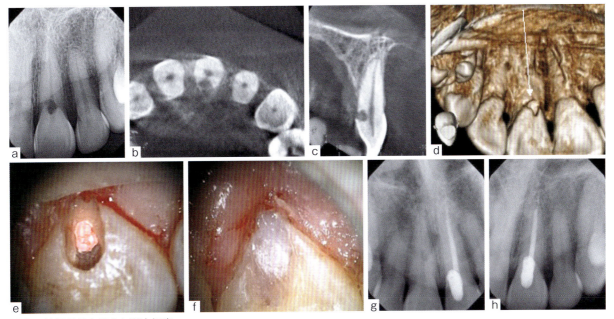

図⓭ 外部吸収を伴う上顎中切歯
a：術前のX線写真から、歯根吸収像が認められるが、欠損部の位置は特定できない
b：CBCT軸位断像から、歯根吸収した欠損部は口蓋側であることがわかる
c：CBCT矢状断像から、この欠損部は骨縁上で根管に隣接していることが確認できる
d：CBCT 3次元構築画像からも、歯根欠損部が認められる
e：欠損部を清掃し、ガッタパーチャポイントで埋めた後の写真
f：口蓋側に切削した窩洞部はGeristoreにて封鎖した
g：術後のX線写真
h：術後2年のX線写真

つ予測可能に形成、清掃、そして充填できるかの判断もできる（図13）。

もし欠損量が大きすぎて修復不可能ということがCBCTからわかれば、歯を保存するための無駄な時間を費やす必要がなくなり、保存不可能と診断して患者には抜歯を勧めることができる。

8. 歯根破折の場合に、外科処置による歯の保存が可能か検討できる

歯根破折は、近代歯科医療のなかでも抜歯となる数少ない原因の一つである（図14）。CBCTではさまざまな修復物からのX線不透過性物質が存在すると、"スキャター"や"ノイズ"などのアーチファクトが生じるために、不幸にも発見できないことがしばしばある。そうなると確定診断することができないので、場当たり的な処置となり、長時間不快な状態が続いてしまうこともある。しかし、歯根周囲に不透過物がなければ、CBCTによりクラックを発見することは可能である。術

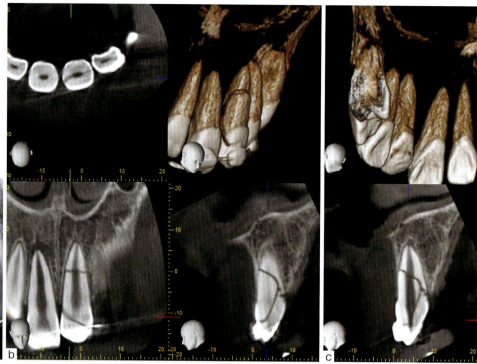

図⓮　9歳の患者の歯根破折した上顎中切歯
a：術前X線写真から、外傷による水平歯根破折を確認できる。患歯は受傷後同日に暫間固定された。患者の年齢と歯根破折の位置が骨縁下であることを考慮して、歯髄炎に発展しなければ経過観察していき、治療しないことが推奨された
b：CBCTで診査すると、亀裂の範囲があきらかになった
c：CBCT診査の結果、歯根が粉々になっていることから、この歯の治療計画として、抜歯後、顎の成長が完了する年齢になったらインプラントを埋入することになった（Kaname Yokota先生のご厚意による）

前に歯根破折が発見できれば、患者は不必要な処置を受けないで済むだろう。

9．従来の2次元的なX線写真と比較して、3次元的に治癒を正確に把握できる

外科的歯内療法6ヵ月後のX線写真上で根尖病変が消失していても、3次元的には完全に消失していないことが多い。CBCT上で根尖透過像が消失するには平均1年半から2年かかる。たとえば、歯根の頬側面を外科的に処置したとしても、X線写真でこれが骨性に治癒したかを確認することはできない。いままでこのような症例の術後の経過観察を行う場合、一般的に歯周ポケットの有無や症状から推測して、骨性の治癒が得られていると願うことしかできなかった。しかし、現在ではCBCTがあるので、3次元的に治癒が得られたか、皮質骨が再生されたかを確認することができる（図15）[4]。

まとめ

CBCTは、歯内療法でとくに外科的歯内療法を行う場合の治療計画になくてはならない必須な役割を担っている。そして、勘に頼るような場当たり的な処置がなくなり、外科処置のGPSとして機能してくれる。

また、カルテ記載用の参考画像としても、学会発表のための参考画像としても、X線写真よりも明示性に優れていて、正確に骨性の治癒が得られたかを確認することができる[5]。

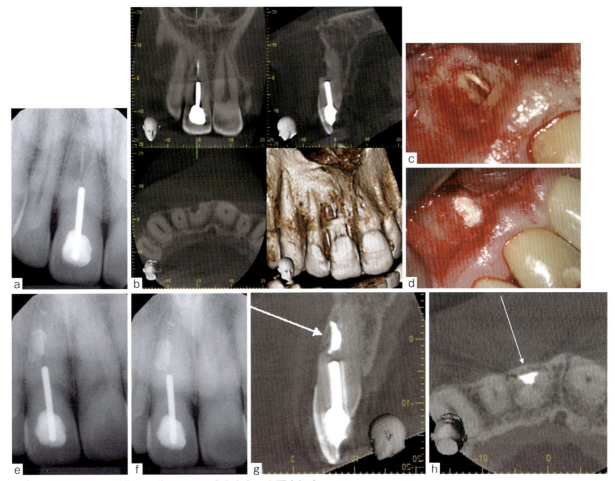

図⑮ 30年以上前に外傷の既往歴をもつ成人患者の上顎中切歯
a：術前のX線写真から、根管充塡剤はアンダーで長い既製ポストと最終的な修復物が認められる
b：CBCT診査から、歯根吸収による欠損部は唇側にあり、これに伴い唇側皮質骨も吸収されていることがわかる。根尖側1/3の根管充塡剤が認められないが、この位置の歯根周囲には骨吸収がなく健全である。したがって、根尖側周囲の骨を保存するために根尖切除は行わないことにした。この歯の治療計画は、外科的に唇側の欠損部をBioceramic Puttyで埋めることのみとなった
c：唇側欠損部を外科的に露出させ超音波チップで清掃した
d：Bioceramic puttyで欠損部を充塡
e：術後のX線写真
f：術後1年のX線写真
g：CBCT矢状断像から、Bioceramic Puttyの真上に直接皮質骨が再生されているのが確認できる（矢印）
h：CBCT軸位断像から、歯根唇側面上に骨が再生されていることがわかる

【参考文献】
1) Patel S, Dawood A, Whaites E, Pitt Ford T: New dimensions in endodontic imaging: part 1. Conventional and alternative radiographic systems. Int Endod J, 42(6): 447-462, 2009.
2) Cotti E, Campisi, G: Advanced radiographic techniques for the detection of lesions in bone. Endodontic topics, 6: 52-72, 2004.
3) Hatcher DC: Operational principles for cone-beam computed tomography. J Am Dent Assoc, 141 Suppl 3: 3S-6S, 2010.
4) Scarfe WC, Li Z, Aboelmaaty W, Scott SC, Farman AG: Maxillofacial cone beam computed tomography: essence, elements and steps to interpretation. Aust Dent J, 57 Suppl 1: 46-51, 2012.
5) Scarfe WC, Farman AG: What is cone-beam CT and how does it work?. Dent Clin North Am, 52(4): 707-30-v, 2008.

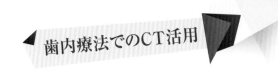

CBCTが有用な歯内歯の根管治療

小松 恵　Kei KOMATSU　　興地隆史　Takashi OKIJI
東京医科歯科大学大学院医歯学総合研究科　口腔機能再構築学講座　歯髄生物学分野

歯科用コーンビームCTの歴史

　1972年の医科用CTの開発以降、1997年にイタリアのMozzoらにより顎顔面部に特化した歯科用CTとして歯科用コーンビームCT装置（以下、CBCT）が実用化され、その後、新井らが撮影領域を小さくすることで、高画質・低被曝であるCBCTの開発を行った。

　CBCTは、2000年にわが国で薬事法の承認を得たのち臨床応用が拡大し、2012年に保険収載されたことで、さらに汎用されるようになった。当初は、おもに歯科用インプラントや口腔外科領域で使用されていたが、高い解像度・高画質から、いまや歯内療法でも必須のものとなりつつある。

歯内療法におけるCBCTの応用

　歯内療法においては、根尖病変の広がりや根管形態の把握、根管探索、頰側皮質骨からの根尖突出、歯根吸収、根尖孔外の異物、破折ファイル、穿孔、歯根破折、外科的歯内療法の術前診査などで、有効性が報告されている。

　また、歯内療法にCBCTを適用すべき症例について、日本歯科放射線学会、米国歯内療法学会（American Association of Endodontists：AAE）、米国歯科放射線学会（American Academy of Oral and Maxillofacial Radiology：AAOMR）、あるいは欧州歯内療法学会（European Society of Endodontology：ESE）からガイドラインが出されている。

　いずれのガイドラインも、通常の口内法X線写真撮影で情報が不十分な場合において、CBCT撮影が推奨されている。また、2015年のAAEおよびAAOMRの新しいガイドラインでは、歯根破折の診断という項目が盛り込まれた[1]。撮影はALARA（As Low as Reasonably Achievable）の原則に沿って行われるべきであることはいうまでもない[2]。

CBCT撮影が有用であった歯内歯の根管治療症例

　歯内歯は、歯冠部象牙質の一部が表層のエナメル質とともに、歯髄腔に向かって深く陥入した形態異常歯である。盲孔（舌側面の陥入尖鋭部が深く基底結節の前方に潜り込んだもの）を伴うことが多く、歯内歯の頻度は0.25～5％との報告もあり、好発部位は2|2である。歯内歯の症例は根管形態が複雑であるため、しばしば根管治療が困難となる。Oehlersの分類に基づくと、歯内歯は以下の4型（図1）に分類される[3]。

1型：陥入部の先端が歯冠内に留まっている
2型：陥入部の先端がセメント-エナメル境（CEJ）を越えて存在する
3型：陥入部の先端（第二根尖孔）が歯周組織と交通している
4型：第二根尖孔が根尖近くに位置する

　本項では、2型の歯内歯の根管治療で、CBCTの使用が有効であった症例について報告する。

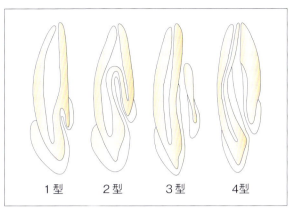

図❶ Oehlersの分類に基づく歯内歯の分類[3]

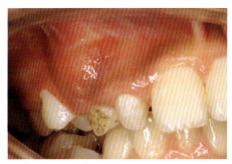

図❷ 術前の口腔内写真

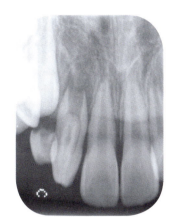

図❸ 術前の口内法X線写真

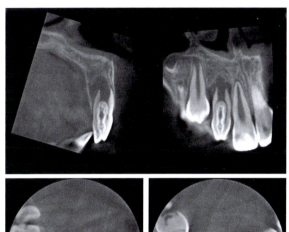
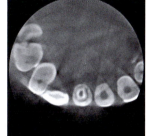
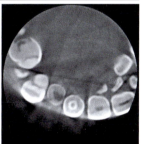

図❹ 術前のCBCT画像（左上：歯列横断像、右上：歯列平行像、下段：水平断像）

●症例

患者：10歳、女児

主訴：2|の歯肉が腫れた

既往歴：特記事項なし

現病歴：数週間前に2|の歯肉の腫脹が出現し、紹介元歯科医院を受診した。精査のため口内法X線写真撮影を行ったところ、根管形態が複雑であり処置困難とのことで、当科依頼に至った。

現症：2|は歯冠が円錐形を呈しており、その根尖相当部に歯肉腫脹・発赤・瘻孔を認めた（図2）。自発痛はなかったが、打診痛・根尖部圧痛が著明であった。頰側に歯周ポケットを限局性に7mm認め、動揺度は1度であった。

診断（AAEの基準[4]による）：〔歯髄の状態〕歯髄壊死、〔根尖歯周組織の状態〕慢性根尖膿瘍

治療経過：初診時、口内法X線写真を撮影したところ、患歯2|の歯髄腔内には切端部から長軸方向に根尖約1/3に達するエナメル質様の不透過像が観察され、根尖孔は広く開大していた（図3）。

精査のため、患者および保護者からの同意を得て、FineCube（ヨシダ）にてCBCT撮影を行ったところ、CBCT画像（図4）より歯髄腔内に陥入部が明瞭に確認されるとともに、その先端がセメント-エナメル境を越えて存在することから、Oehlersの分類により歯内歯2型と診断された。

髄腔開拡後、歯科用実体顕微鏡下で歯髄腔内の陥入部エナメル質を除去し、根管全長にわたり感染根管治療を行う治療方針とした。

2016年1月29日より2|の感染根管治療を開始し

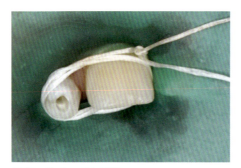

図❺ ラバーダム防湿

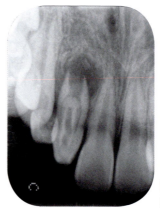

図❻ 陥入部除去中の口内法X線写真

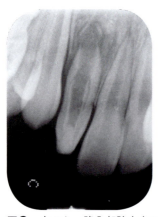
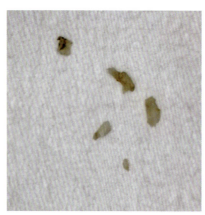
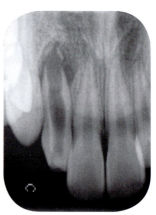

図❼ 左から、陥入部除去中の口内法X線写真、除去した陥入部歯質、陥入部除去後の口内法X線写真

た。切端部より髄腔開拡後、ラバーダム防湿を行った。ラバーダム防湿は、患歯にクランプがかからないため、患歯と1|の2歯にラバーダムシートをかけ、デンタルフロスにて結紮した（図5）。

陥入部から根尖側の歯髄腔に到達するように、数回にわたり、髄腔内の陥入部エナメル質をロングネックのホワイトカーバイドバー（茂久田商会）や超音波チップST21（長田電機工業）などを用いて、顕微鏡下で少しずつ除去した。陥入部除去中は、適宜口内法X線写真撮影を行い、除去の方向や進行状況の確認を行った。

その結果、4月1日に陥入部から根尖側の歯髄腔に到達し（図6）、根管内より排膿を認めた。根管拡大は行わず、根管洗浄および水酸化カルシウムを貼薬した。なお、5月23日に隣在歯のC|は2度の動揺を認め、口内法X線写真で後続永久歯の萌出も確認されたため、抜歯した。

その後も陥入部除去を行い、6月16日には、歯肉発赤および腫脹は完全に消失した。顕微鏡下および口内法X線写真により、根管内から陥入部の除去が確認された（図7）。

また、初診時に7mm存在した歯周ポケットは、1月29日の髄腔開拡後に5mmほどに軽減したが、さらに4月1日に根管内より排膿を認めた後は、3mmに落ち着いた。

8月29日、根尖孔から根管内に入り込んでいる肉芽組織上にMTAを置くようにして、根尖より約5mmまで根管充填を行い、口内法X線写真にて確認した（図8）。

9月29日、レジンコアにて支台築造後、11月1日にコンポジットレジン修復を行った。その後、3ヵ月、6ヵ月、15ヵ月と経過を観察した（図9）。根尖部の透過像の縮小および根尖孔の閉鎖傾向を認めた。

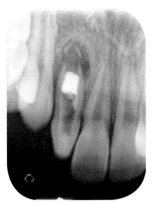
図❽ MTAにて根管充塡時の口内法X線写真

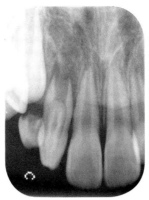
図❾a 術前

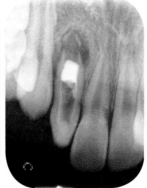
図❾b 根管充塡時

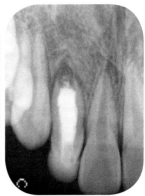
図❾c 3ヵ月後

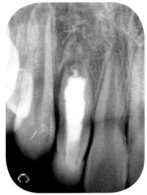
図❾d 6ヵ月後

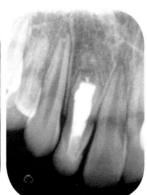
図❾e 15ヵ月後

考察

　本症例のような根管形態が複雑なケースでは、口内法X線写真のみならず、CBCTにて根管の3次元的形態を把握することが重要である。根管形態や根尖孔の大きさ、歯槽骨吸収の程度を把握することで、治療方針決定のための指針とすることができる。

　また、本症例のように感染根管治療に際して陥入部の除去を行う場合、陥入部と周囲歯質との境界は薄いため、CBCTの画像情報を活用するとともに歯科用実体顕微鏡下で慎重な削除を行うことにより、陥入部除去中の穿孔のリスク軽減が期待できる。

　初診時に存在した深い歯周ポケットは、髄腔開拡後、治療が進むにつれて消失した。これは、初診時では根尖歯周組織からの排膿路が歯周ポケット内を経由して形成されていたが、根管経由の排膿路の確保や根管内感染源の除去が行われたことで、閉鎖に至ったものと考えられる。

　治療方針については、本症例では開大した根尖孔に対して、MTAによるapexificationを採用した。Apexificationは、根管内の壊死組織を除去後に根管内に硬組織形成促進作用を有する薬剤（通常は水酸化カルシウム）を貼薬することで、根尖孔を硬組織や線維性組織で封鎖後、根管充塡を行う。

　一方、過去には歯内歯のリバスキュラリゼーションの報告もあり[5]、その適用について検討の余地があったかもしれない。本症例で適用した陥入部を除去するという治療法のメリットとして、感染源の十分な除去が可能となることが挙げられるが、一方で歯根歯質が菲薄となるため、将来的な歯根破折の懸念も考えられる。今後も予後経過を診ていくことが重要である。

【参考文献】

1) AAE and AAOMR Joint Position Statement: Use of Cone Beam Computed Tomography in Endodontics 2015 Update. Oral Surg Oral Med Oral Pathol Oral Radiol, 120 (4): 508-512, 2015.
2) Farman AG: ALARA still applies. Oral Surgery Oral Medicine Oral Pathology Oral Radiology and Endodontics, 100 (4): 395-397, 2005.
3) Hülsmann M: Dens invaginatus: aetiology, classification, prevalence, diagnosis, and treatment considerations. International Endodontic Journal, 30 (2): 79-90, 1997.
4) AAE Consensus Conference Recommended Diagnostic Terminology: Journal of endodontics, 35 (12): 1634, 2009.
5) Yang J, Zhao Y, Qin M, et al.: Pulp Revascularization of Immature Dens Invaginatus with Periapical Periodontitis. Journal of endodontics, 39 (2): 288-292, 2013.

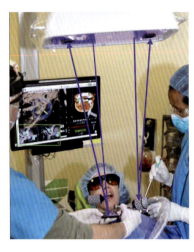

図❷ X-Nav社の動的CTガイドシステム。患者の頭上に顎とハンドピースを映し出すためのカメラ

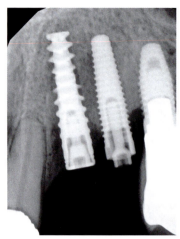

図❸ 動的CTガイドシステムにより置かれた、インプラント形成用フィクスチャー。天然歯に隣接する狭い隙間に15mmのインプラント用のフィクスチャーが正確に置かれていることがわかる

この精度は静的ガイドシステムと同程度であることが確認された[14～16]。

その後ついに、EmeryとBlockは2016年に日常の臨床で使えるようにインプラント処置での精度を向上させた動的CTガイドシステム、X-Guide Dynamic Guidance System（X-Nav Technologies）を開発した[17～19]。X-Navでは信頼性の高い2つの走査用ドラムが使われ、1つはCT撮影前に患者の顎に装着し、もう1つは回転切削用のハンドピースに装着する。そして、2つのカメラが患者の頭上に設置され、これらの情報をコンピュータがまとめ上げ、画面上の疑似空間内に患者の顎とハンドピースを作り上げる仕組みになっている。このため、術者はインプラント埋入用のドリルを用いて、モニターだけを見ながら同時に骨窩洞形成を行うことが可能になった（**図2、3**）。

このX-Guide Dynamic Guidance Systemは、インプラント外科処置専用に設計されている。しかし、インプラント埋入も行う歯内療法専門医のCharles Maupin氏は、2016年に動的CTガイデッドアクセス形成システム（Dynamically-Guided Access：DGA）を使い、石灰化根管のアクセス形成を初めて行うことに成功した。

筆者はその翌月にインプラントシンポジウムで

表❶ 静的ドリルガイドシステムが抱える難題を視覚動的CTガイドシステムによって解決できること

1．長いバーやドリルを使う必要がなくなる
2．ガイドリングを必要としないので、高速回転用のバーを普通に使うことができる
3．3Dプリンタやミリングマシーンによる静的ガイドを製作する必要がないので、待ち時間が生じない。根管治療はCT画像を構築してX-Clipを患者に装着してスキャンすれば、15分以内に終了できる
4．ガイドリングの装着が必要ないので、臼歯部の複根管のアクセス形成でも容易に計画し、実行できる
5．処置中に急な治療計画の変更が生じても、即時に設定を変更して新たな形成方法で対応できる

X-Nav社のシステムを初めて目にした。そして、同社の視覚動的CTガイドシステムを使えば、歯内療法で使う場合に静的ドリルガイドシステムが抱える難題のすべてを解決できると、すぐに思った。具体的には、**表1**に挙げた点が改善される。

2017年8月、筆者と共同研究者は、髄腔が石灰化している歯へのアクセス形成時におけるDGAの精度を初めて調査した。この調査には3Dプリンタで製作された顎（TrueJaw：Dental Engineering Laboratories）が使われた。この歯は髄腔部をなくして根管のみが存在するように設計されている。したがって、上顎大臼歯では4つの1mm径の穴が咬合面から根管口まで形成された

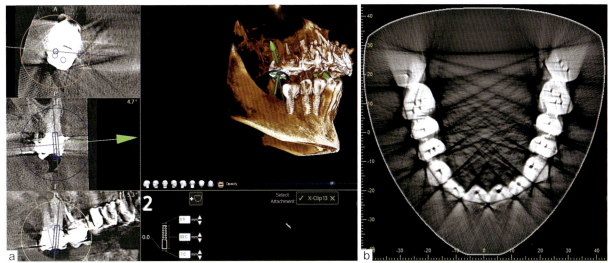

図❹　a：コンピュータソフト上でTrueJaw（3Dプリンタによる顎模型）のアクセス形成の計画を立てる。
b：DGAにより各根管までアクセス形成された後のTrueJawのCT画像

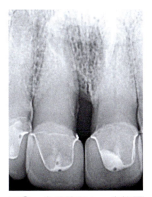
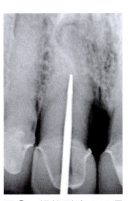
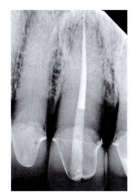

図❺　歯髄壊死し、広範囲に石灰化した中切歯

図❻　根管到達まで深さ10mmのアクセス形成をした後に撮影したX線写真

図❼　強度の石灰化根管に最小侵襲性（MI）根管治療を施した後に撮影したX線写真

（図4）。精度はまだ統計処理中ではあるが、アクセス形成後に15番のKファイルがそれぞれの根管へ容易に挿入できたことから、経験的に厳しく評価しても、たいへん良好な結果が得られているはずである。

動的CTガイドシステムを用いた症例報告

1つめの症例は、筆者が初めてDGAを用いた歯髄壊死した中切歯で、根尖側1/3付近まで石灰化した根管であった（図5）。MIアクセス形成用に開発されたマクロバー（SS White）を使い、1mm幅のアクセス形成を根尖側1/3の「根管」に届くまで、12mm以上切削した（図6、7）。

2つめの症例は、動的CTガイドシステムを用いることで、術中に治療計画を突然変更した場合でもすぐに修正可能であることを示したものである（図8～10）。患者は87歳で、側切歯が破損したため、筆者が紹介を受けた。紹介元の補綴医は同日にポストを挿入し、暫間被覆冠を装着したがっていた。この歯の唯一の問題は、歯冠側2/3に根管が認められないことであった。患者を診査してから30分以内にCTをもとに治療計画が立て

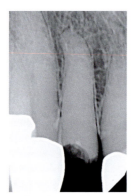
図❽ 歯肉縁部の歯頸部で歯冠破折した側切歯。強度の石灰化が確認できる

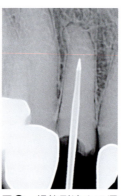
図❾ 根管到達まで深さ10mmのアクセス形成をした後に撮影したX線写真

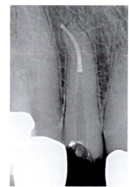
図❿ 修復処置用にポストスペースを残して根管充填した後のX線写真。この症例は紹介後1.5時間以内に補綴治療を開始した

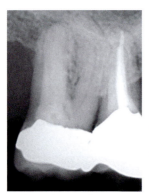
図⓫ 3根管を有する上顎第2大臼歯だが、髄腔は確認できない

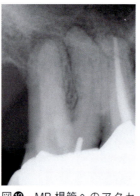
図⓬ MB根管へのアクセス形成をX線写真で確認

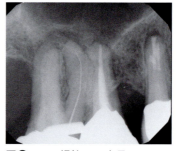
図⓭ MB根管に1本目のファイルを挿入して、穿通性の確認のために撮影したX線写真

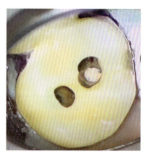
図⓮ 最小侵襲性（MI）に形成したアクセス開口部

られ、アクセス形成し、根管形成・根管清掃し、ポストスペースを残して根管充填した。患者は同日に、補綴医の診療所に戻ることができた。

3つめの症例は、3根管すべてが石灰化した大臼歯にX-Nav社の動的CTガイドシステムを使いアクセス形成した症例である（図11〜16）。適合のよいクラウンが装着されていたので、円形状に開けた口蓋根管の通路と、頬側のMB根管とDB根管の両方を同時に根管形成できるように、1つの楕円状の通路を切削して合計2通路のアクセス形成を行った。

歯内療法における石灰化根管のアクセス形成に動的CTガイドシステムを用いることは、いままでに行った基礎的研究と、今日までの臨床結果から効果的であるといえる。しかし、このシステムを確実に使いこなすためには、さまざまな技術レベルにある大勢の歯科医師を対象にして、臨床上どのような問題が生じるのかなどをさらに調査する必要がある。

さしあたり、動的CTガイドシステムは、アクセス形成に用いた場合に静的CTガイドシステムと比較すると、臨床上はるかに効率性は高い。筆者の意見としては、将来的にCTガイデッドアクセス形成は、MI根管治療を行う場合に必須条件になっていくものと考えている。

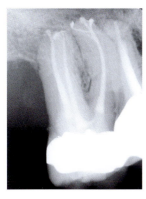

図⓯ 治療終了後のX線写真。3本の独立したアクセス形成通路が確認できる

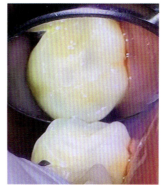

図⓰ アクセス形成通路が修復された後の写真

【参考文献】

1) Klein M, Abrams M: Computer-guided surgery utilizing a computer-milled surgical template. Pract Proced Aesthet Dent, 13: 165-169, 2001.
2) Wat PY, Chow TW, Luk HW, Comfort MB: Precision surgical template for implant placement: a new systematic approach. Clin Implant Dent Relat, 4 (2): 88-92, 2002.
3) Sarment DP, Pedrag S, Clinthorne MS: Accuracy of implant placement with a steriolithographic surgical guide. Int J Oral Maxillofac Implants, 18: 571-577, 2003.
4) Hoffmann J, Westendorff C, Gomez-Roman G: Accuracy of navigation-guided socket drilling before implant installation compared to the conventional free-hand method in a synthetic edentulous lower jaw model. Clin Oral Implants Res, 16: 609-614, 2005.
5) Widermann G, Bale RJ: Accuracy in computer-aided implant surgery-a review. Int J Oral Maxillofac Implants, 21: 305-313, 2006.
6) Nickenig H, Wichman M, Hame J, Schlegel K, Eitner S: Evaluation of the difference in accuracy between implant placement by virtual planning data and surgical guide templates versus the conventional free-hand method–a combined in vivo–in vitro technique using cone-beam CT (part II). J Craniomaxillofac Surg, 38: 488–493, 2010.
7) Arishan V, Zarabuda C, Mumcu E, Ozdemir T: Implant positioning errors in freehand and computer-aided placement methods: a single-blind clinical comparative study. Int J Oral Maxillofac Implants, 28: 190-204, 2013.
8) Farley N, Kennedy K, McGlumphy E, Clelland N: Split-mouth comparison of the accuracy of computer-generated and conventional surgical guides. Int J Oral Maxillofac Implants, 28: 563–572, 2013.
9) Pinskey HM, Champleboux G, Sarment DP: Periapical surgery using CAD/CAM guidance: Preclinical results. J Endod, 33(2): 148-151, 2007.
10) Buchgreitz J, Buchgreitz M, Mortensen D, Bjorndal L: Guided access cavity preparation using cone-beam computed tomography and optical surface scans-an ex vivo study. Int Endod J, 49(8): 790-795, 2016.
11) Zehnder MS, Connert T, Weiger R, Krastl G, Kuhl S: Guided endodontics: accuracy of a novel method for guided access cavity preparation and root canal location. Int Endod J, 49(10): 966-72, 2016.
12) Verstreken K, Van Cleynenbreugel J, Martens K, Marchal G, van Steenberghe D, Suetens P: An image-guided planning system for endosseous oral implants. IEEE Transactions on medical imaging, 17(5), 1998.
13) Brief J, Edinger D, Hassfeld S, Eggers G: Accuracy of image-guided implantology. Clin Oral Implants Res, 16: 495–501, 2005.
14) Widermann G, Stoffner R, Schullian P, et al.: Comparison of the accuracy of invasive and noninvasive registration methods for image guided oral implant surgery. Int J Oral Maxillofac Implants, 25: 491–498, 2010.
15) Somogyi-Ganss E: Evaluation of the Accuracy of NaviDent, a Novel Dynamic Computer–Guided Navigation System for Placing Dental Implants [master's thesis]. Toronto, Canada: Graduate Department of Prosthodontics, University of Toronto; 2013.
16) Somogyi-Ganss E, Holmes HI, Jokstad A: Accuracy of a novel prototype dynamic computer-assisted surgery system. Clin Oral Implants Res, 26(8): 882-892, 2015.
17) Emery RW, Merritt S, Lank K, Gibbs JD: Accuracy of dynamic navigation for dental implant placement-model-based evaluation. J Oral Implant, 62(5): 399-405, 2016.
18) Block MS, Emery RW, Lank K, Ryan J: Implant placement accuracy using dynamic navigation. Int J Oral Maxillofac Implants, 10: 1-8, 2016.
19) Block MS, Emery RW: Static or dynamic navigation for implant placement: choosing the method of guidance. J Oral Maxillofac Surg, 74: 269–277, 2016.
20) Buchanan LS, Maupin C, Khademi J: A preliminary study of the accuracy of dynamic CT-guidance for endodontic access procedures done in 3D printed jaws modeled to have simulated calcified pulp chambers. August 2017. (to be submitted for publication).

歯内療法でのCT活用

CBCTで検出された不顕性病変に対する歯内治療で掌蹠膿疱症が改善した一例

渡辺　聡　Satoshi WATANABE　　興地隆史　Takashi OKIJI
東京医科歯科大学大学院医歯学総合研究科　口腔機能再構築学講座　歯髄生物学分野

　掌蹠膿疱症（palmoplantar pustulosis：以下、PPP）は、手掌足底における無菌性の膿疱の形成を特徴とする難治性皮膚疾患であり、いまだに病態機序の定説をみない。

　しかしながら、いわゆる口腔病巣感染、すなわち、全身疾患や遠隔組織病変が口腔内の原疾患からの細菌や代謝産物の播種により惹起されるとの機構の関与が推定されている[1]。

　PPPの原因として甲状腺疾患、喫煙、金属アレルギー（ニッケル、パラジウム、鉄、コバルト、亜鉛等）とともに、頭頸部における慢性不顕性病変が関与する可能性が考えられており、根尖および辺縁歯周組織、扁桃、副鼻腔等の病変除去後にPPPの病態の改善や治癒が図られたとする多数の報告もみられる。

　しかしながら、いわゆる手足の荒れの原因が口腔内に存在する可能性を認識している医師、歯科医師はいまだに多くないと考えられる。

　当院では皮膚科から紹介された患者に顎骨内囊胞、歯周病、根尖病変、上顎洞炎等の頭頸部病変がある場合、これらに対する治療を行っている。当科においても根尖病変に対して、通法の根管治療を施行後にPPP由来と思われる手掌足底の膿疱性病変が改善した症例を経験している。

　本項では、歯内治療後に皮膚病変の改善をみたPPPの症例のうち、とくにCBCTが慢性不顕性病変（髄床底穿孔による根分岐部病変および根尖病変）の検出とその後の治療（穿孔部から溢出した異物の除去、穿孔封鎖および再根管治療）に有用であった一例について報告する。

症例

患者：72歳・女性
主訴：手指、足の裏が荒れて痛い
現病歴：1年前に皮膚科にてPPPと診断され、ステロイド剤による治療を継続するも改善せず、扁桃腺切除の前に歯科受診を勧められ、2011年6月に当院初診。金属アレルギー外来にて、PPPの原因となり得る歯科金属シリーズは、すべて陰性と診断された。
現症：視診にて手掌や手指に小膿疱を伴う病変の形成（足底部の荒れは患者希望により自己申告）を認めた（図1）。口腔内視診では全顎的に異常所見は見当たらず（図2）、歯周ポケットは全周2～3mmであった。

　また、スクリーニング検査のためのパノラマX線写真においても、異常所見は不明瞭であった（図3a）。さらに根尖病変の存在を疑い、6⏌および⏌6の口内法X線写真を追加撮影するも、異常は認められなかった（図3b）。

　患者はかかりつけの皮膚科にて、歯科的問題がない場合は扁桃腺の切除処置を検討する方針を告げられており、不顕性慢性病変のより詳細な検査を希望した。このため、顎骨内囊胞、歯周病、根尖病変、上顎洞炎等の有無を精査するため、CBCT（FineCube、ヨシダ）を撮影（標準撮影、ボクセルサイズ108μm）することとした。

　その結果、下顎ではどの歯においても歯周病変

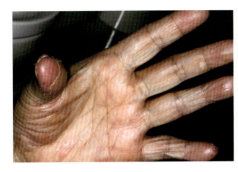
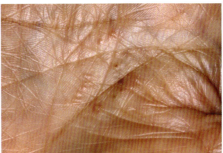
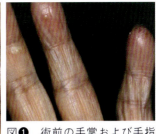

図❶ 術前の手掌および手指の状態（2011年7月）

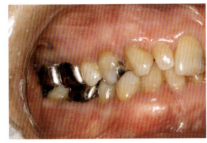
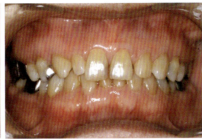
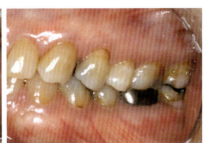
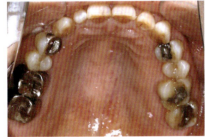
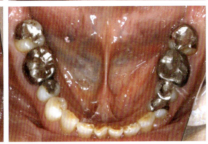

図❷ 術前の口腔内写真（2011年7月）

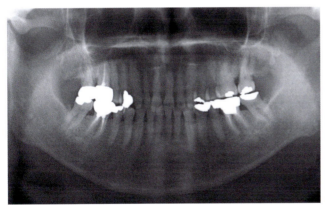

図❸a 術前のパノラマX線写真（2011年6月）

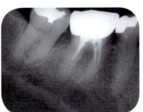
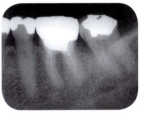

図❸b 術前の口内法X線写真（2011年6月）

および囊胞等の異常は確認されなかった（図4）。
　しかしながら、6|に髄床底穿孔および同部からのガッタパーチャポイントの溢出が確認されるとともに（図5b、e、f）、根分岐部から根尖部に至る透過像を認めた（図5e、f）。上顎洞、顎骨内に炎症による異常像は認められなかった。また、近心頬側根（図5c、g）および遠心頬側根（図5d、h）は顕著な根管狭窄傾向を示していた。
暫定的診断：6|異物突出を伴う髄床底穿孔による根分岐部病変、および慢性根尖性歯周炎の疑いとした。

治療計画：患者には、PPPの原因となっているかは不明であるものの、6|の穿孔部およびその周囲に慢性炎症性病変が存在していることを説明するとともに、治療計画として6|の感染根管治療、根管外異物除去およびmineral trioxide aggregate（以下、MTA：ProRoot MTA、デンツプライシロナ）を用いた穿孔封鎖を提案した。

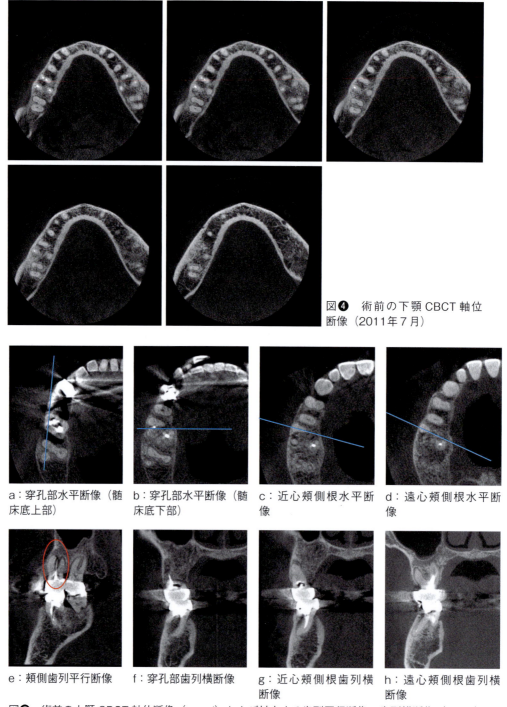

図❹ 術前の下顎CBCT軸位断像（2011年7月）

a：穿孔部水平断像（髄床底上部）
b：穿孔部水平断像（髄床底下部）
c：近心頬側根水平断像
d：遠心頬側根水平断像
e：頬側歯列平行断像
f：穿孔部歯列横断像
g：近心頬側根歯列横断像
h：遠心頬側根歯列横断像

図❺ 術前の上顎CBCT軸位断像（a〜d）および対応する歯列平行断像、歯列横断像（e〜h）

　とくにMTAの使用については、術前に口頭および説明文書にて薬事法上の適応外使用であること、有用性と予測される不快事項、他の処置の利点と欠点、治療の成功を保証するものではないことなどを十分に説明し、それらの理解と同意のもと治療の希望を得た。

　2011年7月に6⏌の口内法X線写真（図6）を偏遠心投影法にて撮影した後、補綴装置の除去と髄腔開拡を行った。次いで、歯科用実体顕微鏡（pico MORA, Zeiss：以下、顕微鏡）にて髄腔内を観察したところ、頬側中央部に髄床底穿孔部が明瞭に確認された（図7a）。近心頬側および遠心頬側根管は狭窄しており、根管口は確認できなかった。

　2回目の治療時（2011年9月）に、1/8万エピ

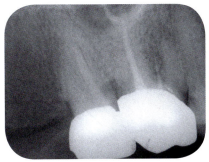
図❻ 6|の口内法X線写真（2011年7月）

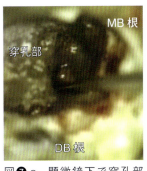
図❼a 顕微鏡下で穿孔部を確認

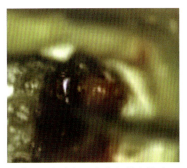
図❼b 穿孔部の肉芽組織を除去

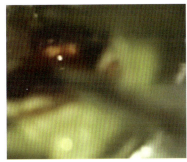
図❼c O・Kマイクロエキスカにてガッタパーチャポイントを除去中

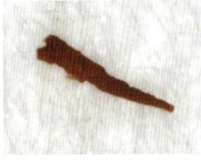
図❼d 除去されたガッタパーチャポイント

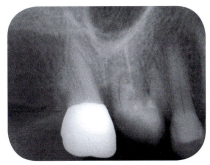
図❽ 根管外ガッタパーチャポイント除去確認のためのX線写真（2011年9月）

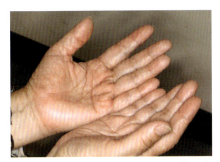
図❾ 手掌・手指の皮膚病変の改善傾向（2011年10月）

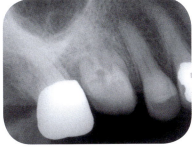
図❿a MTAによる穿孔部封鎖後のX線写真（2011年10月）

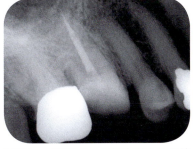
図❿b 口蓋根のみ根管充塡後のX線写真。頰側2根管は閉塞傾向（2011年11月）

ネフリン含有2％塩酸リドカイン5.4mL（歯科用キシロカインカートリッジ、デンツプライシロナ）を用いて患歯周囲に浸潤麻酔を施したのち、顕微鏡下で穿孔部周囲および穿孔部直下の病変部肉芽組織をO・Kマイクロエキスカ（0.3-80°、背戸製作所）にて除去した（図7b）。

この際、穿孔部から溢出したガッタパーチャポイントの断端は、髄床底のアンダーカット部に入り込み確認できなかった。しかしながら、CBCTの軸位断像でガッタパーチャポイントが口蓋側に存在することが確認されたことから（図5b、e、f）、同器具の刃先を口蓋側に向け、ガッタパーチャポイントを口蓋側の骨面と器具の刃先との間に挟むようにして搔き出すことにより、一塊で除去した（図7c、d）。

術後に残存したガッタパーチャポイントがないことを口内法X線写真で確認した（図8）。次回処置時（2011年10月）には、手掌足底の荒れの症状に改善傾向を認め（図9）、髄床底穿孔部をMTAにて封鎖した（図10a）。

口蓋根管は頰側根管の処置に先立ち、通法による根管形成および根管充塡を行った（図10b）。次いで、頰側2根に対して顕微鏡およびCBCT画像を併用して根管口を探索した。すなわち、CBCT画像上では近心頰側根管がTypeⅠで穿孔部から0.5mm程度近心に存在することが予想され、

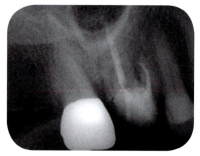 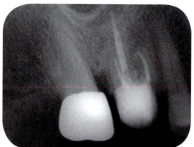 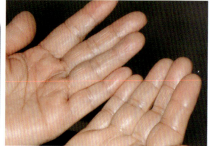

図⓫a ⑥|根管充塡後のX線写真（2012年2月）　　図⓫b ⑥|根管充塡3ヵ月後のX線写真および手掌・手指の状態（2012年5月）

また遠心頰側根管は穿孔部に近接して存在することを認めたことから、顕微鏡下で超音波チップ（ST21、長田電機工業）にて根管口の存在が推定される部位の象牙質を慎重に切削し、それぞれ根管口を発見した。その後、通法どおり根管形成および根管充塡を行った（**図11a**）。

3ヵ月経過後、手掌足底の皮膚症状が再発していないことを確認し（**図11b**）、補綴科に補綴処置を依頼した。約1年後の来院時においても手掌足底の皮膚症状はなく（**図12**）、5年後以降も再発していないことを電話にて確認した。

PPP治療におけるCBCTの意義

本症例では、CBCTにより慢性不顕性病変が発見され、感染源と推測される根管外ガッタパーチャポイントを非外科的に除去したのち、手掌足底の皮膚症状の改善がみられた。PPPの緩解期と偶然に重なった可能性は否定できないものの、本症例の経過は歯内治療が有効なPPP症例が存在するとの見解を支持するものである。

口腔内に特記すべき症状がない場合のスクリーニング検査では、パノラマX線写真が撮影されることが多いものの、その感度（病変が存在するときに正しく病変を検出する確率）は必ずしも十分といえず、本症例のように病変の検出が困難な場合も経験する。

実際、Estrelaらの報告では、平行法による口内法X線検査、パノラマX線検査およびCBCT検査が行われた888人の患者1,508本の歯に対して、CBCTを基準として3人の研究者によって感度、特異度、正答度の解析が行われており、口内法X線検査ではそれぞれ55%、98%、70%、またパノラマX線検査では28%、100%、54%との結果が得られている[2]。これは、パノラマX線検査の感度は口内法X線検査の50%程度であることを示唆しており、パノラマX線検査でのスクリーニングに際して、念頭におくべき結果と思われる。

本症例において、パノラマX線写真で⑥|周囲の透過像は確認されなかったが、偏遠心投影の口内法X線写真では透過像は不明瞭であったもののガッタパーチャポイントの溢出は検出可能であり、スクリーニング後の追加検査としての口内法X線検査の有用性が示された。歯と歯周組織のみをスクリーニングの対象とする場合は、むしろ全顎的なデンタル撮影が不顕性慢性病変の検出に有用であるとの見解も成り立つように思われる。

一方、口内法X線写真およびCBCTを撮影された30症例の画像を用い、3人の専門医が口内法X線写真の読影後にCBCTを読影し、それぞれの所見をもとに治療計画（初発症例対象の根管治療、再根管治療、穿孔封鎖および根管治療、外科的根管治療、抜歯）の立案を行ったところ、CBCT読影後に平均62%の症例で治療計画が変更されたことが報告されている[3]。この結果は、CBCTでもたらされる多くの追加情報が適切な治療計画の立案に有用であることを示すものである。

CBCTは、顎骨内病変や上顎洞炎等を含む頭頸部不顕性慢性病変を高精度かつ同時に検査できる利点を有するものの、被曝の影響が無視できな

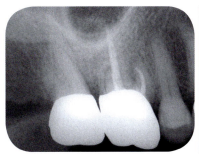
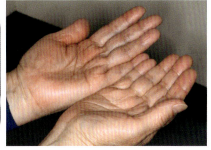

図⓬　6 根管充填10ヵ月後のX線写真および手掌・手指の状態（2012年12月）

いことから、スクリーニング検査としてルーチンに用いることは原則として正当化されない。しかしながら本症例では、PPPの原疾患の検索に対する患者の強い希望により、十分な説明と同意ののちCBCTでの精査を選択し、結果的に不顕性病変を検出することができた。

米国歯内療法学会ならびに米国歯科放射線学会が公表したCBCTの歯内療法への応用に関するポジション・ペーパー（学会見解論文）[4]においては、CBCTの適応として非定型的症状や不明痛の原因歯の検索が挙げられており、今回の症例はこれに準じた適応と解釈できる。また、歯周組織に溢出した異物の除去や根管探索などの処置の施行にあたり、CBCTは極めて有用であった。

PPPの原因として歯科用金属に対するアレルギーが着目されており、臨床系医学雑誌の最高峰であるLancetにおいても、口腔内金属修復物の除去によってPPPの改善を認めたことが報告されている[5]。医科領域においても、歯科的な原因に対する関心や情報の浸透が進んできていると考えられる。

実際、東北大学におけるPPPに対する医科歯科連携プロトコールでは、ステロイド療法およびビオチン療法が奏効しない場合は歯科に対診し、頭頸部不顕性慢性病変の精査および歯科金属アレルギー検査を消去法で行った後、扁桃腺の切除術を行う手順を採用している[5]。これに従い対応された96例のうち、治癒症例（41症例）の分析では、有効な治療法として従来からの免疫療法が1例、ビオチン療法が5例、扁桃腺摘出術が6例、金属アレルゲンの除去療法が4例、頭頸部慢性病変の治療が25例と報告され、歯科における頭頸部慢性病変の治療が最も多数例で奏効した結果となっている[6]。

本症例では、根尖病変や根分岐部病変に対するCBCTの優れた検出能により不顕性病変がはじめて検出されるとともに、CBCTで得られた3次元的画像情報がその後の歯内治療に極めて有用であった。PPPの病因は明確といえず、治療法についても依然として試行錯誤が要求されるものの、本症例の経過は、歯内疾患を原因とし歯内治療が有効な症例が存在するとの見解を支持するものである。また、PPPとの関連が疑われる口腔内不顕性病変検出の最終手段として、CBCTが意義を有することが示唆された。

【参考文献】

1) Andrews GC, Birkman FW, Kelly RJ: Recalcitrant pustular eruptions of the Palms and soles. Arch Derm Syph 29, 548-563, 1934.
2) Estrela C, Bueno MR, Leles CR, Azevedo B, Azevedo JR: Accuracy of cone beam computed tomography and panoramic and periapical radiography for detection of apical periodontitis. J Endod, 34: 273-279, 2008.
3) Ee J, Fayad MI, Johnson BR: Comparison of endodontic diagnosis and treatment planning decisions using cone-beam volumetric tomography versus periapical radiography. J Endod, 40: 910-916, 2014.
4) No authors listed.: Use of Cone Beam Computed Tomography in Endodontics 2015 Update. J Endod, 41:1393-1396, 2015.
5) Yanagi T, Shimizu T, Abe R, et al.: Zinc dental fillings and palmoplantar pustulosis. Lancet（London, England）, 366:1050, 2005.
6) 樋口繁仁, 佐藤仁彦, 奥田禮一, 他：歯科金属アレルギー関連疾患を有する280症例に関する縦断的研究：掌蹠膿疱症96症例を中心に. 日歯保存誌, 48（3）：399-412, 2005.

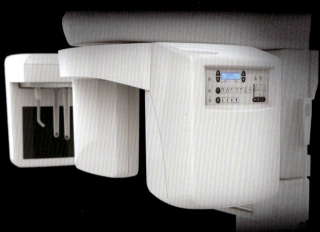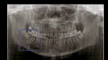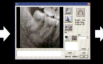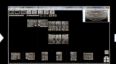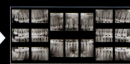

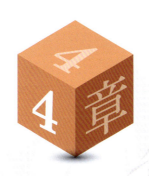

CT画像を活用した診断&施術

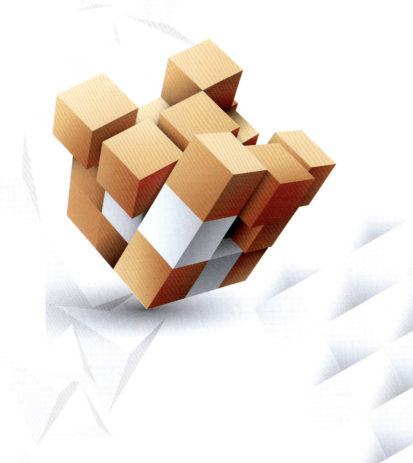

CT画像を活用した診断＆施術

CBCTによる歯周病の3次元的診断＆施術

金子 至 Itaru KANEKO
長野県・金子歯科医院

金子 創 Hajime KANEKO

はじめに

歯周病はおもに歯周病原細菌によって引き起こされる感染性炎症疾患であり、歯肉、セメント質、歯根膜および歯槽骨よりなる歯周組織に起こる疾患である（特定非営利活動法人日本歯周病学会編、歯周治療の指針2015より引用）。

歯周病の診断には、一般的にデンタルX線写真もしくはパノラマX線写真が用いられる。日常臨床では、X線所見と併せて歯周ポケットの深さを計測することで骨欠損の状態を立体的に予測していくが、不適合修復物や歯列不正がある場合にはプローブを歯周ポケットに挿入しにくく、骨欠損の状態が把握できないことがある。歯周病が進行すると歯槽骨の吸収とともに歯の動揺が増し、重症になると抜歯せざるを得ない場合も多いが、近年は再生材料の進化により、失った歯周組織の再生が期待できるようになった。

このような場合、CBCTは骨欠損の位置や形態を3次元的に把握できるため、診断の精度が上がり、適切な処置に繋がる。経過の比較や患者説明にも役立つため、歯周治療を行ううえで欠かせないものとなった。

本項では、歯周病の診査・診断と施術に分けて、CBCTを用いた症例を提示したい。

診査・診断

1種類の検査だけでは確定診断できないため、X線写真とともにPPD（Periodontal Probing Depth）や動揺度などの歯周組織検査と咬合診査などを参考に総合的な診断を行う。

当院では、歯周組織検査はデンタルX線写真14枚法を基本としているが、頬舌的な像が重なるために診断しにくい。とくに重度の歯周疾患の場合にはCBCTを活用し、複雑な病態を3次元で診断することによって、可能なかぎり歯を保存するようにしている。

●症例1　47歳・女性

「7遠心歯肉の圧痛とブラッシング時の出血を主訴に来院。歯周組織検査を行った結果、重度の歯周炎であった。デンタルX線写真上では「7遠心にX線透過像が認められた（図1）。歯周基本治療後も「7遠心歯肉の炎症は消退せず、PPD 6㎜、BOP（+）であった（図2）。

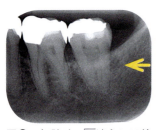

図❶　初診時。「7遠心にX線透過像が認められた

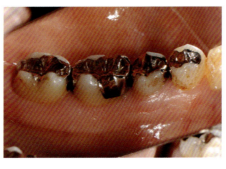

図❷　歯周基本治療後。「7遠心根面は滑沢でプロービングによる根面の異常は認められなかったが、「7遠心のPPDは6㎜、BOP（+）で歯肉の発赤・腫脹は改善しなかった

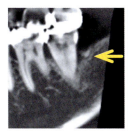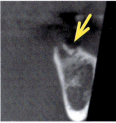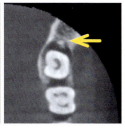

図❸ CBCTを撮影すると7┐遠心歯頸部に米粒大のX線不透過像が認められた。8┐を抜歯した際の残根と診断し、歯周外科手術とともに残根を抜歯した

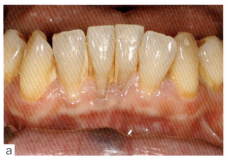
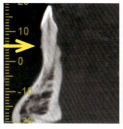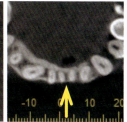

図❹ a：3┬3の歯間部には歯石が多量に付着し、唇側辺縁歯肉は著しく歯肉退縮していた。b：X線写真から2┬2には歯根の1/3程度の歯槽骨吸収が認められた

図❺ 唇側歯頸部には骨様のX線不透過像を認めるが、その根尖側ではフェネストレーションが疑われた

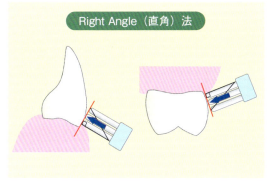

図❻ Right Angle（直角）法とは、歯面（歯軸ではない）に対して歯ブラシの毛先を直角にあてるブラッシング方法をいう。歯頸部の場合、カントゥアーを考慮すると歯ブラシの毛先は歯冠側を向くことになる。歯ブラシの刺激による辺縁歯肉の退縮を最小限に抑えることができる

そこでCBCTを撮影すると、7┐遠心にデンタルX線写真では確認しにくかった歯牙様のX線不透過像が認められた（図3）。

●症例2　49歳・男性

下顎前歯部唇側の歯肉退縮を主訴に来院。唇面にツヤはあるが、3┬3の歯間部には歯石が多量に付着して下部鼓形空隙を閉鎖していた。2┬2の唇側辺縁歯肉は著しく歯肉退縮し、露出した唇側根面は皿状に欠損していた（図4a）。

X線写真からは2┬2は歯根の1/3程度の歯槽骨吸収が認められた（図4b）。歯肉のバイオタイプはMaynardの分類 Type Ⅳであることが疑われたため、歯肉退縮が進行すれば、唇側歯槽骨の骨欠損はさらに進行する可能性がある。CBCTを撮影すると唇側歯頸部直下に骨様の不透過像を認めるが、その根尖側にはなく、フェネストレーションが疑われた（図5）。

唇側歯頸部直下の歯槽骨を保存することが、長期的には下顎前歯部の保存に繋がると判断し、結合組織移植による根面被覆とRight Angle法（図6）による、クリーピングのためのブラッシング指導を計画した。

●症例3　52歳・男性

患者は┌6の咬合痛を主訴に来院した。┌6のPPDは5㎜、BOP（＋）であった（図7a）。デンタルX線写真上では近遠心にあきらかな骨吸収像が認められなかったため（図7b）、CBCT撮影を行った。CBCT画像で┌6近遠心方向にあきらかな破折線が認められ、根分岐部に及ぶ縦破折が生じていた（図8、9）。

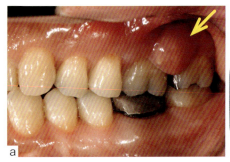
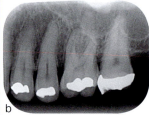

図❼　a：初診時、6̅頰側歯肉に著しい腫脹が認められた。
b：デンタルX線写真上では著しい骨吸収は認められなかった

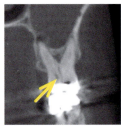
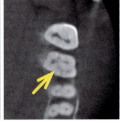

図❽　CBCT画像で、近遠心方向および根分岐部に及ぶ縦破折線を認めた。歯根破折による歯髄感染が原因と考えられる、左側上顎洞粘膜の著しい肥厚が認められる

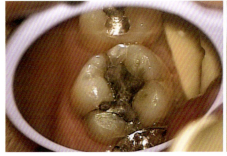
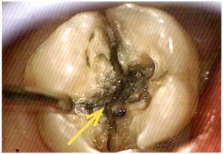

図❾　6̅咬合面のアマルガム充塡を除去すると、近遠心方向に破折線を認めた

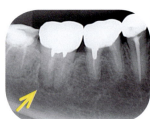
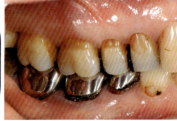
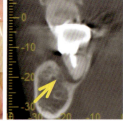
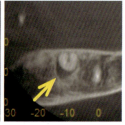

図❿　初診時のデンタルX線写真で7̅根尖部にX線透過像が認められたため、CBCTを撮影。頰側歯頸部から根尖にまで及ぶX線透過像が認められた。頰側のPPD12㎜、BOP（+）、排膿（+）

施術

●症例4　63歳・女性

下顎右側大臼歯部の咬合痛を主訴に来院。デンタルX線写真で7̅根尖部にX線透過像とともに頰側のPPD12㎜、BOP（+）、排膿も認めたため、精査のためCBCTを撮影した。

頰側から根尖にまで及ぶX線透過像を認めたため、Endo-Perioの可能性があると考え、まず根管治療を行った（図10）。

その後、歯周基本治療を行い経過をみるも、PPDの改善が認められなかったため、歯周外科手術とともに歯周組織再生療法を行った（図11、12）。

●症例5　88歳・女性

33年間当院にメインテナンスで来院している患者である。

2̅唇側根尖相当部に膿瘍が認められた（図13a）。電気歯髄診断により生活反応（+）、デンタルX線写真で3̅2̅間に遊離したX線不透過像が認

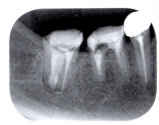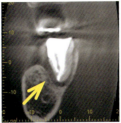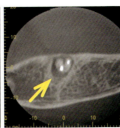

図⓫ 根管充填から3ヵ月後。歯周基本治療後も頬側のPPD10㎜、BOP（+）、排膿（+）で改善が認められなかったため、歯周外科手術とともに歯周組織再生療法を行った

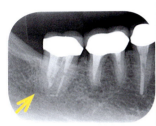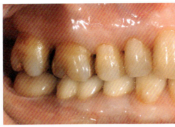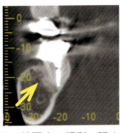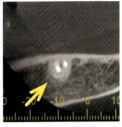

図⓬ 歯周組織再生療法後3年（初診から3年8ヵ月後）。デンタルX線写真で頬側に認められたX線透過像は、骨様の不透過像となった。CBCT画像でも $\overline{7}$ 頬側歯頸部から根尖にまで及ぶX線透過像は改善し、骨様の不透過像が認められた。PPD3㎜、BOP（−）で、歯周組織は安定した状態を維持している

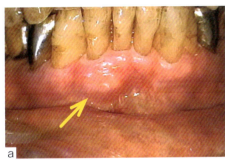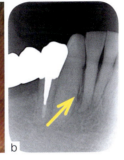

図⓭ a：$\overline{2}$ の根尖相当部に膿瘍が認められた。電気歯髄診断により生活反応（+）。b：デンタルX線写真では $\overline{3\,2}$ 間に薄く板状に遊離したX線不透過像が認められた

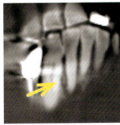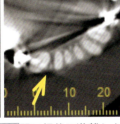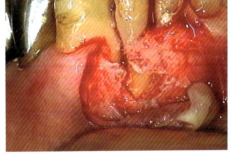

図⓮ CBCT画像から $\overline{3\,2}$ 間に板状に遊離した不透過像が認められた

図⓯ 剥離したセメント質の除去とともにルートプレーニングを行った

められ、PPD7㎜、BOP（+）であった（図13b）。セメント質剥離による歯槽膿瘍の疑いで、精査のためCBCTを撮影した。$\overline{3\,2}$ 間の板状に遊離した不透過像はセメント質剥離によるものと診断した（図14）。膿瘍形成部位には著しい唇側歯槽骨の吸収が認められたため、剥離したセメント質の除去とルートプレーニングを行った（図15）。歯周外科手術後4年の現在も、良好な状態を保っている（図16）。

●症例6　47歳・男性

$\underline{2}$ 舌側の基底結節近心に斜切痕が認められた。同部位のPPDは5㎜でBOP（+）、斜切痕に沿った歯槽骨に3壁性の骨吸収像が認められたため、エナメル質の形態修正（オドントプラスティー）を行うとともに周囲根面のルートプレーニングを行った（図17〜19）。

●症例7　53歳・男性

$\underline{4}$ 遠心に垂直性のX線透過像を認め、PPD9㎜、BOP（+）であった（図20）。CBCT画像により

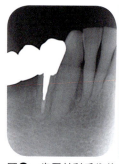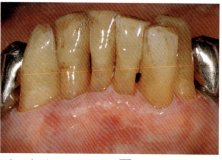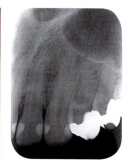

図⓱　初診時のデンタルX線写真。|2近心にX線透過像が認められる

図⓰　歯周外科手術後4年、初診から33年後。|2の根尖相当部の膿瘍は消退し、良好な状態を維持している

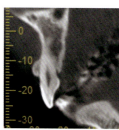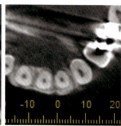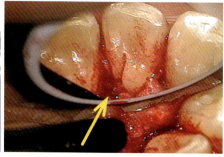

図⓲　CBCTにより|2舌側の斜切痕に沿って3壁性骨欠損が認められたため、オドントプラスティーを行い歯周環境を整えた

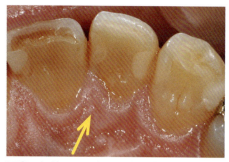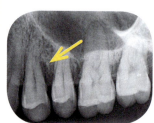

図⓳　初診から4年、現在は良好な状態を維持している

図⓴　初診時。|4遠心に垂直性のX線透過像を認めた

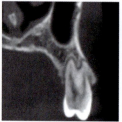

図㉑　頬側は近遠心2根、口蓋側は1根の3根に分岐していた

|4は3根に分岐し（図21）、遠心の根面に沿って垂直性のX線透過像が認められた（図22a、b）。可及的に根面をデブライドメントし、歯周組織再生療法を試みた（図22c～e）。

上顎第1小臼歯は歯根の分岐や根面の陥凹、咬合性外傷など歯周疾患が進行しやすい条件が多く、リスク部位である。歯周疾患が著しく進行すると、CBCTにより病態を正確に診断し、歯周基本治療や歯周外科手術を行っても、器具が到達できないことがある。歯周基本治療や疾病予防など、初期の段階で治療し、病態を悪化させないことが重要である。

●症例8　26歳・女性

初診時、4 3|3を中心に辺縁歯肉が著しく退縮していた（図23、24）。患者のブラッシングを観察すると、硬めの歯ブラシを使用し、毛先を辺縁歯肉に押し当て、横に大きなストロークで力を入れてブラッシングしていたため、唇側辺縁歯肉の

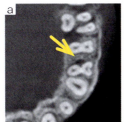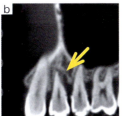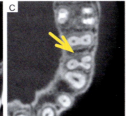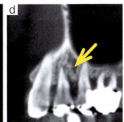
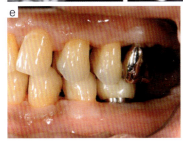

図㉒　経過の比較。a、b：初診時。4遠心の根面溝に沿ってX線透過像が認められた。c〜e：歯周組織再生療法後1年（初診から1年8ヵ月後）。歯槽骨が再生し、4遠心の根分岐部病変は改善した。PPD 3mm、BOP（−）と安定した状態を維持している

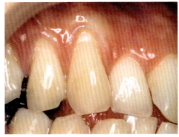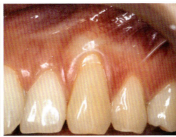

図㉓　初診時。4 3|3の唇側辺縁歯肉は著しく退縮し、根面が露出していた

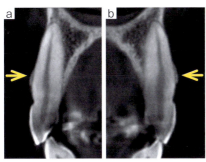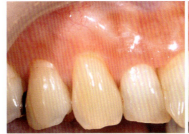

図㉔　a：3|、b：|3。歯頸部には薄い骨様の不透過像が認められるが、それより根尖側では、フェネストレーションが疑われた

図㉕　初診から27年後。外科処置を行わず、正しい方法でブラッシングすることによって、辺縁歯肉は生理的な位置までクリーピングし、自然な形態に改善した

退縮は不適切なブラッシングが原因と考えられた。

　この状態は、歯ブラシによる傷の一種であること、露出した根面はう蝕になりやすいことを患者に説明し、Right Angle法により唇側辺縁歯肉をクリーピングさせ、自然な形態に改善した（図25）。

おわりに

　CBCTによって歯周病の複雑な病態を3次元的に診断し、治療計画を的確に立案できるようになった。これは、歯周治療の予知性を高めることにも繋がり、CBCTは歯周治療に欠かすことのできない医療機器である。

　口腔内に金属修復がなされていると、CBCTを用いてもアーチファクトの影響で読影しにくい。画像の精度はいうまでもないが、アーチファクトや被曝量の少ない機種を選択することも重要と考えている。

CT画像を活用した診断&施術

2-2 矯正治療の前後変化を 3次元分析で解析した一症例

高井基普 Motohiro TAKAI
東京都・プレミアムデンタルケア恵比寿・代官山

任 剛一 Goichi NIN
東京都・オーラルデザイン下北沢・矯正歯科

　矯正治療を併用した咬合再構成症例の特徴として、下顎位や歯の位置と傾きが同時に日々刻々と変化するために、基準とすべき指標を見失ってしまいやすいことが挙げられる。

　そこで本項では、アライナー矯正を併用した下顎位と歯の位置・傾きを補正した咬合再構成症例について、CBCTから得られるデータをどのように活用しているかを、症例を通して紹介する。

初診時の各種診査・診断

・**患者情報**

　患者は40代女性、主訴は治療途中の|6 7間に起こる食片圧入による不快感であった。治療が順調に推移していくなかで、歯列不正や顎の歪みが気になっていたことがわかり、矯正治療を行うことになった。図1より、下顔面の右側への歪みが顕著であることがわかる。

・**口腔内写真検査**

　初診時の口腔内所見として、臼歯部の不適合補綴、前歯部の咬耗と色調不良（TC）がみられるものの、歯周組織に炎症や特記すべき問題は認められなかった（図2）。

・**X線写真検査**

　X線診査においては、全顎に散見される不適合補綴、|6に根尖性歯周炎によるX線透過像が診られた（図3）。歯周炎や歯根破折が疑われる歯槽骨の崩壊は認められない。

　顎関節については、下顎頭の形態とX線透過性に左右差が存在することから、生理的範囲内での下顎位の偏位が疑われる。なお、|6については、CTによりすべての歯根に根尖性歯周炎が認められることがわかった。

・**顎関節CT画像診査**

　顎関節に関し、問診や触診ではとくに自覚症状や特記すべき所見は存在しなかったが、パノラマX線写真において形態や透過性の左右差が認められたことから、CT画像で顎関節の形態を診査した（図4）。

　結果、左側に骨棘（osteophyte）がみられ、長期にわたり左右の顎関節にかかる負荷の位置的・量的な左右差があったことがわかる。

・**咬合接触点診査**

　バイトアイBE-I（ジーシー）を用いて、咬頭嵌合位の接触状態を記録する（図5）。初診時にはほとんどの歯に咬合接触がみられず、とくに左側はほとんど咬合接触していないことがわかる。

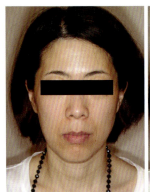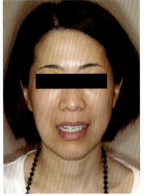

図❶　2014年10月25日、初診時の顔貌写真診査

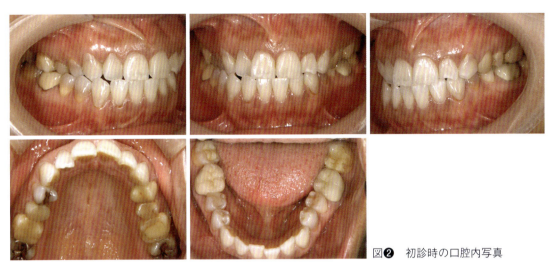

図❷ 初診時の口腔内写真

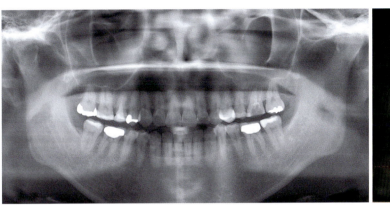
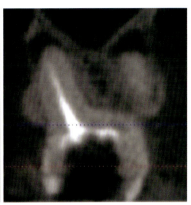

図❸ 初診時のX線写真

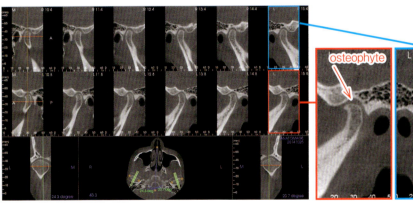
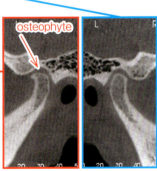

図❹ 初診時の顎関節CT画像診査

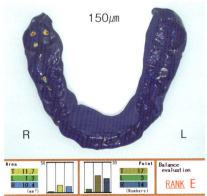

図❺ 初診時の咬合接触点診査（ICP）

2 矯正治療の前後変化を3次元分析で解析した一症例　133

	A. Teeth & Dental arch		
a) Defective Res.		7654	4567
		765	67
b) Carious tooth			6
c) Need endodontic treatment tooth			5
			6
d) Missing tooth		8	8
		8	8
e) Version tooth		NON	
f) Mobile tooth		NON	
g) Hopeless tooth		NON	

B. Periodontium

B	222 222 22**2** **2**22 222 222 222	212 212 212 222 222 22**3** **3**23
	7 6 5 4 3 2 1	1 2 3 4 5 6 7
L	323 322 222 222 222 222 222	222 222 222 222 222 222 323
L	222 222 222 222 212 212 212	212 212 212 222 222 222 222 ---
	7 6 5 4 3 2 1	1 2 3 4 5 6 7
B	322 222 222 222 222 111 111	111 111 212 212 222 222 222 ---

	C. Occlusion			
a) Guiding tooth & Balancing contact			54 1	12
	I Right lateral		65 1	123
			7	23
	I Left lateral		7	23
			1	12
	I Protrusive		2	23
			7	
b) Premature contact			7	
c) Maximum opening		45mm		
d) TMJ Dysfunction		自覚症状なし LT. OSTEOPHYTE		
e) Others		NON		

図6 初診時の総合検査結果

- **初診時の総合検査結果**

初診時の総合検査結果を図6に示す。

- **治療目標と治療計画**

個々の歯の治療を行っていくなかで、下顎位の偏位や咬合接触状態を改善すべく矯正治療を行うことで患者の同意を得た。最終的な治療目標は、歯の保存・審美性の改善・機能の回復とした。

治療計画を表1に示す。

治療経過

初期治療として、全顎的歯周治療（TBI・SC・SRP）、6の根管治療・支台築造を行い、矯正治療に適した暫間補綴物を装着する。その際に下顎位が生理的に安定するような配慮を行い、バイトアイBE-Ⅰにて確認を行った（図7、8）。

下顎位が生理的に安定したと判断したのち、再

表❶ 治療計画

1st stage ①主訴の解消 ②基礎資料収集＆分析 ③コンサルテーション	4th stage ①矯正のための初期治療 　1. 下顎位の補正（顎関節および咀嚼筋群の健全化） 　2. 歯冠形態の回復および補綴設計 ②コンサルテーション
2nd stage ①初期治療（歯周環境改善） ②プロビジョナルレストレーション装着 　（支台歯の評価） ③根管治療＆支台築造	5th stage ①歯の位置の変更　Tooth - Repositioning ②歯の形態応用　Tooth - Transformation（Final Restorations）
3rd stage ①コンサルテーション（矯正治療の必要性を中心に） ②矯正用資料収集＆分析 ③コンサルテーション（矯正治療も含めた治療指針）	Final stage メインテナンス Supportive Periodontal Therapy & S. Occlusal T.

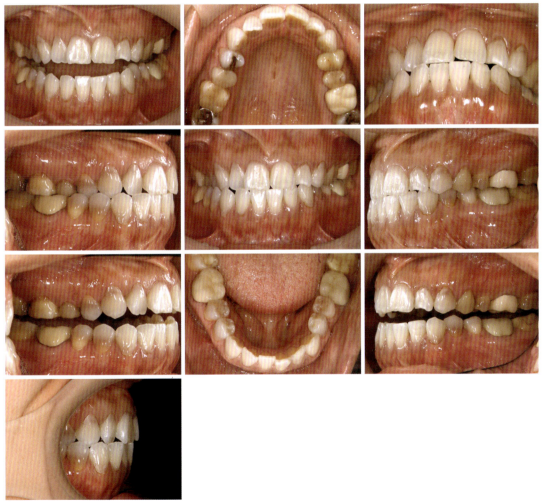

図❼　初期治療終了時の口腔内写真

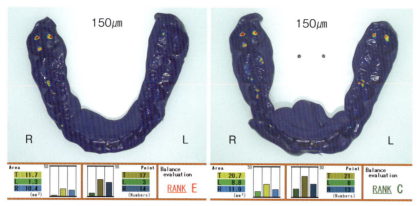

図❽　初期治療終了時の咬合接触点診査の比較。左：初期治療前、右：初期治療後

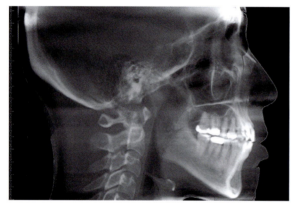

図❾　初期治療後のセファログラム

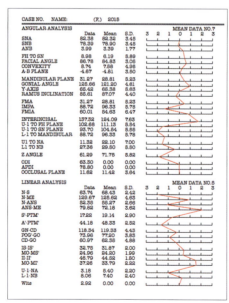

図❿　初期治療後のポリゴン表

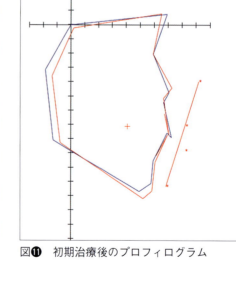

図⓫　初期治療後のプロフィログラム

度CT撮影を行った。そのCTデータから矢状面セファログラム（図9）を起こし、ポリゴン表（図10）とプロフィログラム（図11）を作成、分析を行った。セファロ分析により、上顎に若干の劣成長傾向と下顎の前方位がみられるものの、A-B関係は良好であった。下口唇には若干の突出がみられた。

とくに小臼歯部の干渉を改善する目的で、緩徐拡大装置による上顎歯列の側方拡大を矯正治療の

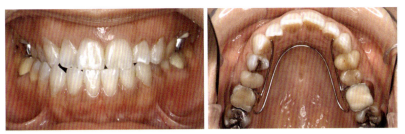

図⓬　緩徐拡大装置による上顎歯列の側方拡大

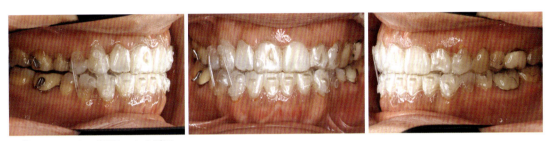

図⓭　アライナー装置による矯正

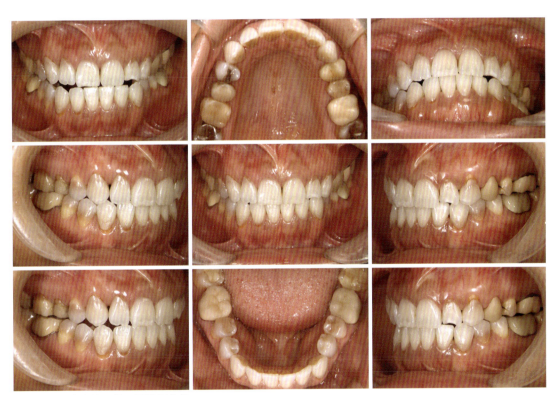

図⓮　動的治療終了後の再評価分析

Initial preparationとして行った（図12）。

その後、患者の希望に応じてアライナー装置を用いた矯正治療を行った（図13）。治療後半には、おもに右側臼歯部の咬合を緊密化する目的で顎間ゴムを併用した。

再評価（図14）

アライナーによる動的治療を終了後、保定期間に移行した。保定装置はその後の補綴処置を考慮し、上顎は可撤式リテーナー、下顎は前歯にFix

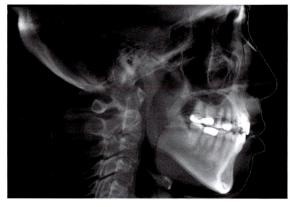

図⓯ 矯正治療後の矢状面セファログラム

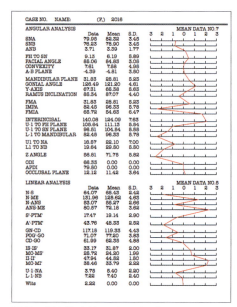

図⓰ 矯正治療後のポリゴン表

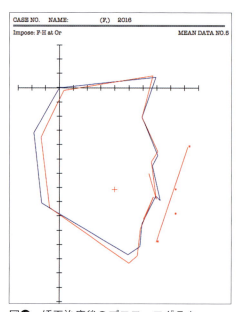

図⓱ 矯正治療後のプロフィログラム

typeを選択した。

　矯正治療終了後、再度CT撮影を行った。そのCTデータから矢状面セファログラム（図15）を起こし、ポリゴン表（図16）とプロフィログラム（図17）を作成、分析を行った。上下前歯は若干の後退を認め、また矯正治療のInitial preparetionによる若干の咬合挙上効果と併せ、オトガイは後下方への移動を認めた。

　図18に、プロフィログラムの術前・術後を示す。前述のとおり、上下前歯の若干の後退およびオトガイの後下方への移動を認めた。ANBに大きな変化はみられず、オトガイの位置変化の原因としての下顎のクロックワイズ（時計回り）の回転はわずかであった。

　矯正治療終了後、再度CT撮影を行った。そのCTデータから前頭面分析（図19）を起こし、術前・術後の下顎位の変化、左右上下大臼歯の頬舌的歯軸（インクリネーション）の変化および水平垂直間の距離を比較した。その結果を表2に示す。

　なお、正中基準平面はNa（ナジオン）、Ba（バジオン）、ANSで作られる平面とした。また、水平基準はANS-PNSを、上顎骨基準は左右のPo（ポリオン）、下顎骨基準は左右CoおよびGo（ゴニオン）を基準とした。

　矯正治療終了後のパノラマX線写真検査（図20）および歯周組織検査を行い、治癒を確認で

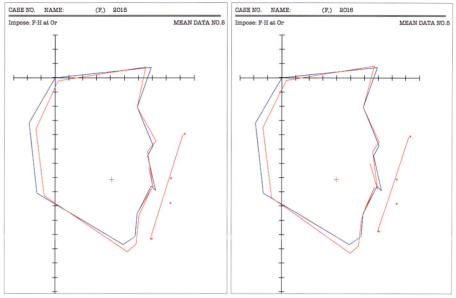

図⓲　術前後のプロフィログラム比較。左：術前、右：術後

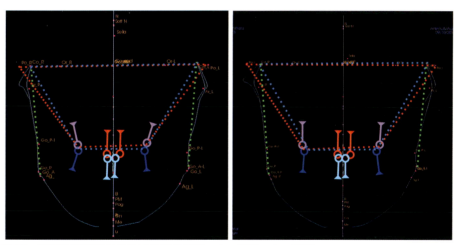

図⓳　矯正治療前後の3次元分析の比較。左：術前、右：術後

表❷　術前・術後の下顎位および左右上下大臼歯頬舌的歯軸（インクリネーション）の変化と、水平垂直間の距離の比較

下顎枝の長さに左右差はほとんどない	➡ 顎変形でなく、下顎位の偏位であることが確定
上顎基準（Po:R-L）に対し、下顎骨体（Co:R-L）は 1mm左方、0.3mm後方、1mm上方にシフト	➡ 下顎骨体の3次元6自由度の偏位方向を把握できる
6│6：歯根部を0.6mm拡大、歯冠部を1.6mm拡大 6│6：歯根部を0.8mm縮小、歯冠部を1.2mm拡大 大臼歯部の咬合高径：根尖間は右側1.3mm増加、左側2.1mm増加	➡ 上顎大臼歯は水平方向の歯体移動と傾斜移動 下顎大臼歯はほぼ頬側傾斜移動 総じて臼歯部の咬合高径の挙上が確認できた

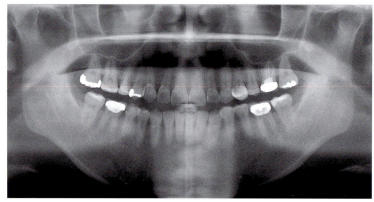

図⑳　矯正治療後のパノラマX線写真

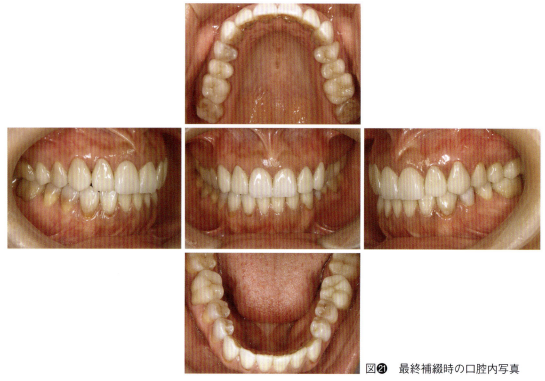

図㉑　最終補綴時の口腔内写真

きたため、最終補綴へ移行した。

最終評価

最終補綴時の診査結果を図21〜23に示す。治療目標であった歯の保存、審美性の改善、機能の回復は達成することができた。患者の高い満足度とともにSPTに移行することができた。

総括

本症例では、矯正治療と補綴治療を併用した咬合再構成症例の治療経過のなかで、CBCTで得られる多岐にわたる情報を確認しながら治療を進めることができた。根尖病変の病態把握から始まり、関節結節と下顎頭の形態的・位置的状況の把握、さらには矯正治療に必要とされるセファロ分析変換、さらにそこから3次元分析まで発展させた。

これらのなかで、矯正治療を併用する咬合再構成症例において、CBCTが最もその特徴を発揮したのが、3次元分析だったと感じている。従来の診査方法では不可能であった、上下顎骨体の3次元的形態評価、歯の歯体移動・傾斜移動、水平的下顎位の変化と垂直的下顎位の術前・術後変化

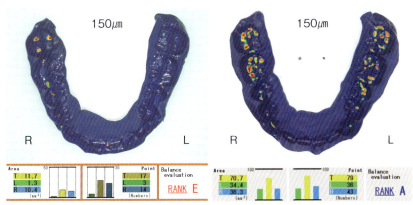

図❷ 治療前後の比較（咬合接触状態）

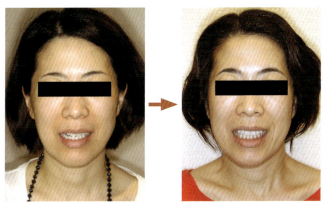

図❸ 治療前後の比較（顔貌）

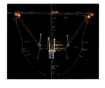

- 基準点・計測点を精密に規格化
- 厳格な正中矢状平面の設定（硬組織）
- 形態（歯・顎骨体）の左右個別評価
- 位置（歯・顎骨体）の左右個別評価
- 下顎位（ICP）を3次元的前後に比較可能
- 歯の傾斜・移動を3次元的前後に比較可能
- 理想的な下顎位（ICP）・歯軸の基準を確立
- 成長発育・咬合治療・術後管理の基準を確立

科学的な咬合治療の確立　　新たな予防歯科の礎

図❹ 3次元分析の特徴と臨床に与えるインパクト

をそれぞれ個別かつ厳密に知ることができた。

その結果として、より確定的な矯正治療のメカニクスや、下顎位の変化をはじめとする生物学的特徴を知るCriteria（基準）が創生したと感じている。

今後活用されるであろう3次元分析の特徴と咬合治療（矯正治療・補綴治療）に与えるインパクトを図24に示し、本項を終えることとする。

【参考文献】

1) O. J. C. van Vlijmen, T. Maal, S. J. Bergé, E. M. Bronkhorst, C. Katsaros, A. M. Kuijpers-Jagtman：A comparison between 2D and 3D cephalometry on CBCT scans of human skulls. Int J Oral Maxillofac Surg, 39: 156-160, 2010.
2) Williams BH: Craniofacial proportionality in a horizontal and vertical plane, a study in normal lateralis. Angle Orthod, 23: 26-34, 1958.
3) 藤本雅史, 宮脇剛司, 内田 満：X線CT3次元データ解析：頭蓋顎顔面非対称性疾患の新しい評価法. 慈恵医大誌, 130：103-109, 2015.

包括治療における補綴・修復処置での CBCT 活用法

中村茂人　Shigeru NAKAMURA
東京都・デンタルクリニック アレーズ銀座

はじめに

近年、歯科用コンビームCT（以下、CBCT）の普及とともに、歯科診療における診断の幅や精度が高まった。歯科治療の画像診断において主流であるパノラマX線やデンタルX線に比べ、CTでは3次元で病態を捉えることができ、外科処置、歯内処置、インプラント治療においても必要不可欠であることはいうまでもない。従来の医科用ファンビームCTでは被曝量が非常に大きく、術後の評価やメインテナンス時の変化の確認のために使用するには不適切であったが、CBCTでは低線量での撮影が可能であり、このことも活用の幅が広がった一因といえる。

筆者は包括的な修復治療において、審美性や機能性の評価にもCBCTを活用している。包括治療においては、これらの評価が力のコントロールという点においても、長期的予後の鍵となる。現在のCBCTでは、専用のソフト（本項ではinvivo dental 5：KaVo）と併用することで、これらの病態を立体的に捉えることができる。

しかしながら、患者は個々の特性をもち、同じ人間は一人として存在しない。つまり数値化されたもののなかにすべて当てはまるものではなく、問診や現症のなかから従来の画像診断やアナログ情報と併用しつつ、正しく活用することが治療成功への基本となる。

本項では、包括的な治療における補綴・修復処置においてのCBCTの活用方法について、症例とともに提示する。

症例の概要

患者は、59歳の男性。7⏌の歯根破折、顎の疼痛、⌊6の咬合痛を主訴に来院された。既往歴として、定期的な左側顎関節の疼痛と開口障害に悩まされていた。顎関節症に関しては、ストレスがかかる行為が続くと食いしばりやすくなり、発症すると自覚していた。

また、あちこちの歯に咬合痛や自発痛を生じることが多く、それが原因で抜髄に至った歯もあるとのことであった。咬頭嵌合位（以下、ICP）では、下顎の正中は上顎に対して左側に偏位しているのが確認できる。さらに、1|1にはマイクロクラック、1|1にはオクルーザルファセットを認める（図1）。

この患者は、筋のストレッチ後の筋肉位で下顎の正中が上顎の正中に一致してくる。そのため、症状の変化を可逆的に確認するべく、スタビライゼーション型のスプリントを筋肉位にて製作し、数週間装着してもらった（図2）。

再評価では、筋の過緊張が消失し、1|1/1|1が早期接触となる位置に下顎位が変位した。また、歯の咬合痛や顎関節部の疼痛も消失した（図3）。

スプリントの臼歯部をカットし、アンテリアジグとして撮影したパノラマX線4分割では、筋肉位にて顎関節部下顎頭の位置が下顎窩との関係として変化しているのが確認できる（図4）。CBCTのなかった当時では、残念ながらこの立体的な変化まではわからなかった。

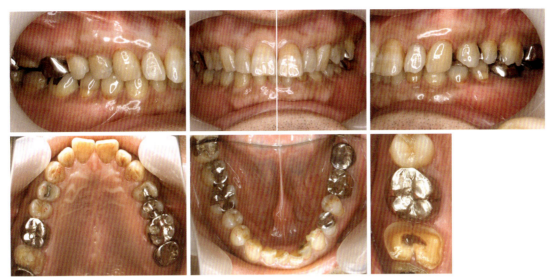

図❶ 初診時の口腔内写真。7̲は歯根破折していた。上顎はV字歯列、下顎前歯は叢生がある。1|1にはマイクロクラックを認め、1̲|1̲にはファセットを認める。下顎の正中は上顎の正中に対して左側に偏位していた

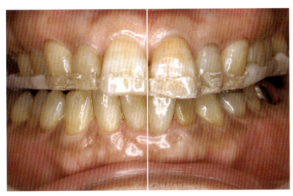

図❷ ストレッチ後の筋肉位にて作製された、スタビライゼーション型スプリント。筋肉位では上下の正中が一致する

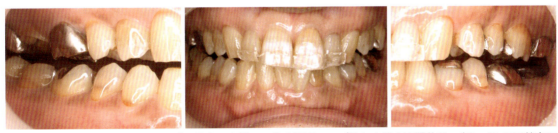

図❸ スプリントをアンテリアジグと見立てた際の口腔内写真。スプリント後の下顎位は、歯レベルにて前方に位置し、1|1/1|1が早期接触となった

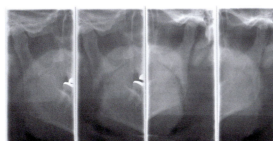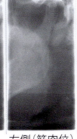

右側（筋肉位） 右側（ICP） 左側（ICP） 左側（筋肉位）

図❹ CBCTのなかった当時は、ICPとスプリント後の筋肉のリラックスした際の顎位にて、バイト材を咬ませた際の下顎頭の位置の変化をパノラマX線4分割で確認していた。左から、スプリント後の右側、ICPでの右側、ICPでの左側、スプリント後の左側

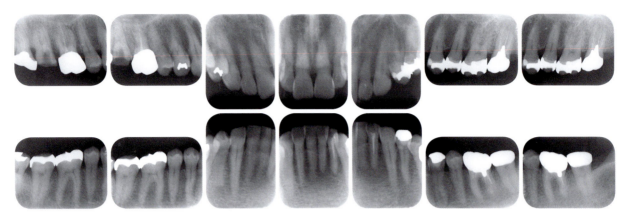

図❺　初診時のデンタルX線14枚法

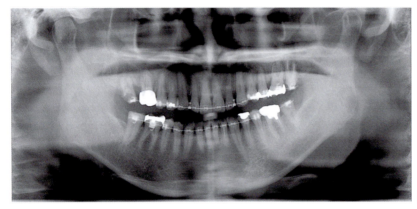

図❻　矯正治療時のパノラマX線写真

　初診時のデンタルX線14枚法では、臼歯部に治療痕が多いことが確認できる。歯根破折している7|は別として、その他の歯の歯周ポケットは浅く、ペリオリスクは少ないと思われた（図5）。

診断と治療計画

　本症例は、成長期における何らかの理由で、下顎位が歯牙レベルにて左側後方に偏位していた。そのため、下顎頭は下顎窩内で圧迫を生じ、定期的な開口障害と顎関節部の疼痛を繰り返していたと考えられる。

　このような症例では、早期接触部とセントリックスライドを受け止める大臼歯部にメカニカルストレスを生じやすい。また、ディープバイトの症例では切歯路角が急傾斜となり、前歯部の歯根膜による逃避反射のエングラムが構築され、ストレスが加わると顎二腹筋の緊張とともにクレンチング傾向となるケースが多いと感じる。つまり、ICPにおける下顎後退位がクレンチング傾向を後押しし、歯の疼痛や歯根破折の一因として大きく影響を与えていると考察した。

　メカニカルストレスと歯や顎関節の疼痛に関するメカニズムについては、今井らの著書にて詳細に述べられているので参照いただきたい[1]。

　これらの診断結果より、筆者は2つの治療計画を提案した。

①定期的に症状が生じた際にスプリントを装着し、疼痛を緩和しながらメインテナンスを行う。

②矯正医との連携で歯列不正を改善し、最終的に筋肉の緊張の少ない顎位で、修復処置を絡めて後戻りしにくい咬合接触点を与えていく。その際に歯根破折している7|を抜歯し、|8を矯正医にて近心移動させて咬合に関与させる。

　後者の場合、治療期間がかかること、矯正後の

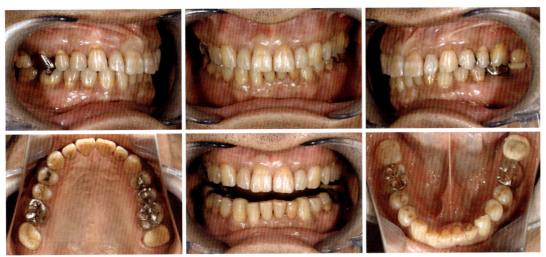

図❼　矯正治療終了時の口腔内写真。上顎のV字歯列は改善され、下顎はボーンハウジングを考慮したなかで、叢生を改善された（矯正担当：吉田賢正氏）

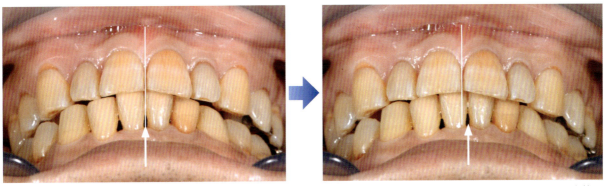

図❽　矯正治療終了時の筋肉位（左）からICP（右）へのセントリックスライド。矯正前に比べて歯列のアーチが改善されたことで、歯根膜感覚が解放されて近づいた。しかし、まだわずかに下顎の正中が左側へスライドするのが確認できる

再評価次第で咬合調整が必要となり、場合によっては新たな歯の切削を行い、接着を用いたオンレーベニアなどによる修復が必要となる可能性があること、そのセラミックは破折が生じやすいことなどのデメリットを十分に伝えた。結果的に、患者は後者の治療計画を選択された。

矯正治療終了時の再評価

矯正医との連携により、当時活用していた従来のセファロ分析とセットアップ模型を用いた診断（本項では割愛する）のもとに、矯正治療が施された（図6）。これにより、上顎の歯列のアーチは拡大され、VシェイプからUシェイプへとカスプラインが整った。

下顎はもともと歯列不正が顕著で、ボーンハウジングを考慮されたなかで歯列が改善された（図7、矯正担当：吉田賢正氏）。上顎のアーチ拡大により、もともとあったICPでの咬合によるプログラミングは解放され、筋のリラックスした状態での中心位（以下、CR）と矯正後のICPは、術前より近似した。

しかしながら、まだ下顎位の偏位は残っていた（図8）。顎関節における下顎頭の偏位は、Condyle Position Indicator System（以下、CPIシステム：Panadent）では、図9に示されるとおりであった。

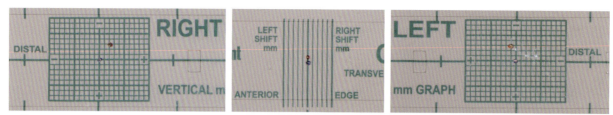

図❾　Condyle Position Indicator System（CPIシステム：Panadent）で示された顎関節における下顎頭の偏位

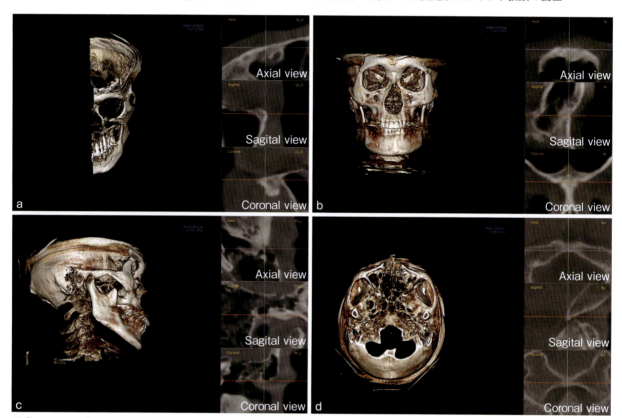

図❿　a：Or（オルビターレ）、b：Na（ネジオン）、c：P（ポリオン）、d：Ba（ベジオン）。それぞれの図の右側には、Axial view、Sagital view、Coronal viewの角度から微調整が可能である。すべての基準点でそれぞれ術前・術後の基準点を3次元的に一致させる

　これらのことから患者と綿密な話し合いを行い、修復処置と補綴処置の併用にて、CRポジションで適正な咬合接触点を与えていくことで、後戻りしにくい環境を整えることとなった。

CBCTを用いた診断

　CBCTを用いた診断では、一度の撮影で同時に骨格や顎関節の状態、根尖病巣や歯周病などによる骨欠損の状況の3次元的な把握や、その他の疾患の有無などの確認ができる。本項にて着目する骨格の診断では、下顎位、中切歯切縁の位置、咬合平面、口唇との関係、咬合高径などの立体的な把握が可能となる。今回は専用のソフトウェア（invivo dental 5：KaVo）にて分析を行っているが、診断における規格性に誤差を生じさせないために、すべての工程に注意点が存在する。

　まず、撮影の際は必ずICPにて確実に咬みしめた状態であることを確かめて撮影を行う。そして、分析の際の基準点となるそれぞれのポイントで、術前・術後の比較ができるかぎり規格的に行えるように、ソフトウェア上で正確にマーキングしていく。invivo dental 5では、図10に示される

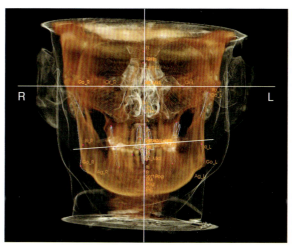
図⓫　正中ラインに対してMe（メントン）であるオトガイ部先端は左側に偏位している

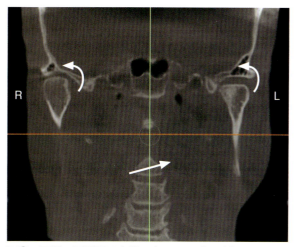
図⓬　両側の下顎頭は右側に向かってズレが生じている

ように、それぞれのポイントを拡大されたAxial view、Sagital view、Coronal viewにて微調整が行える。

　Or点では眼窩外周の最下点となるが、筆者はSagital viewにてそのなかで最も外壁の点と決めている（術前・術後が同じ基準であればよい）。N点においては、鼻前頭縫合の前方限界点を3次元的に確認し、P点では、Sagital viewでは外耳孔の硬組織側の上縁とし、Coronal viewでは外側の骨側最下点と決めている。また、Ba点では、大後頭孔を形成する部分の前下縁を3次元的に確認し決定している。

　これらの基準点を決定し、Or点を結んだラインに対してN点を通る垂線を見ていくと、鼻中隔も大きな傾きは存在せず、ANS点もほぼ一致する。前鼻棘の成長はEnlowの成長曲線[2]の報告において、成長期の変化が非常に少なく、わずかに吸収する程度であるとされている。つまり、成長期の環境に影響されにくく、正中の確認においては信憑性の高い点である。また、この規格に準じて左右のP点の高さもほぼ左右差がなく、これらを総合的に評価するならば、上顎骨に大きな左右差や変形は存在しない。しかし、それに対して上顎の歯列の咬合平面は、左上がりであるの

が確認できる。

　上顎骨の変形の少ない症例であることが確認できたうえで、下顎骨のICPでの下顎位は、正中ラインに対してMe（メントン）であるオトガイ部先端は左側に偏位していることがわかる（図11）。それに対して、両側の下顎頭は右側に向かってズレが生じている（図12）。そのためか、下顎下縁平面には左右差が生じている（図13）。これは、咬合平面が左上がりとなり、CRからICPへ咬み込んだ際の下顎位が、左に偏位するとともに軸は正面から向かって反時計回りに回転していることとなる。

　前述のPanadent CPIシステムでのデータと比較して考察するならば、両側のコンダイルの偏位は矢状断ではCPIのとおりの偏位を示し、それは正面から見てCT画像のような偏位を示すため、左に顎位がズレながら、軸は反時計回りに回転し、それらが相まって図9中央写真のような結果となることが推察された。

　いずれにせよ、これらはCT画像のみの診断ではなく、患者の口腔内の状況、咬合器によるアナログデータなどとの併用によって考察する必要がある。

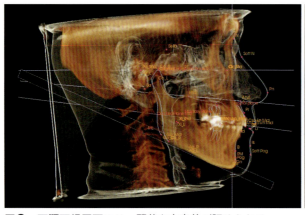
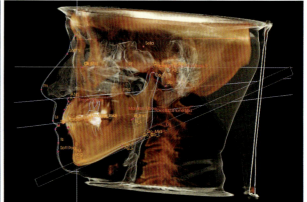

図⓭　下顎下縁平面では、顕著な左右差が認められる

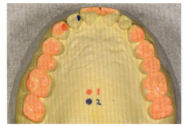
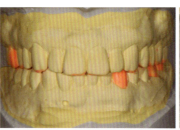
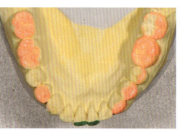

図⓮　診断用ワックスアップ。マジック部の赤、青、緑の順に早期接触部を削合し、臼歯部にはAdd onの形態を与えている

診断用ワックスアップ

　以上の診断のもとに、治療のシミュレーション確認のための診断用ワックスアップを作製した。早期接触は$\underline{3\,|\,1}$、$\overline{3\,|\,1}$がほぼ同時に接触し、その咬合高径では、臼歯部は咬合しない。これは、咬合高径が高いからというよりは、顎位が前方に出てくるためである。

　そこから、CBCTによる分析や、歯の大きさ、カップリングの状態などを総合的に評価し、CRにて付着した咬合器上にて$\underline{3\,2\,|}$、$\overline{1\,|\,1}$の早期接触（図14、マジック印記部）をわずかに模型上で削合し、それでも咬み合わない臼歯部にAdd onのWaxing（図14、オレンジワックス部）がなされている。

　咬合高径の設定や咬合調整のテクニックに関しては、参考文献[3～5]をご参照いただきたい。また、$\underline{3\,1\,|}$、$\overline{|\,1\,3}$においてはアンテリアガイダンスを与える目的にて、ウエア部の形態を回復するようにワックスアップを行っている。

実際の治療

　このワックスアップにて得られた情報から、歯の削除量と最終修復、または補綴の形態を決定する。しかし、これはあくまで模型上での設計であり、口腔内にて個々の生体に許容されるのかを評価するのは、プロビジョナルレストレーションである。その際に問題なのは、オンレー部のプロビジョナルレストレーションが脱離しやすいことであろう。

　そのため、もともとメタルとPMMAレジンのクラウン部（$\overline{6\,7\,|}$、$\overline{|\,7}$、$\underline{|\,7}$）や、インレーでももともとの形成量の多かったところ（$\underline{|\,4～6}$、$\overline{6\,7\,|}$）は、カリエス除去後、先に支台歯形成を行った。その他のオンレー予定の天然歯部はそのままで印象採得を行い、クラウン部は高強度のMMAを

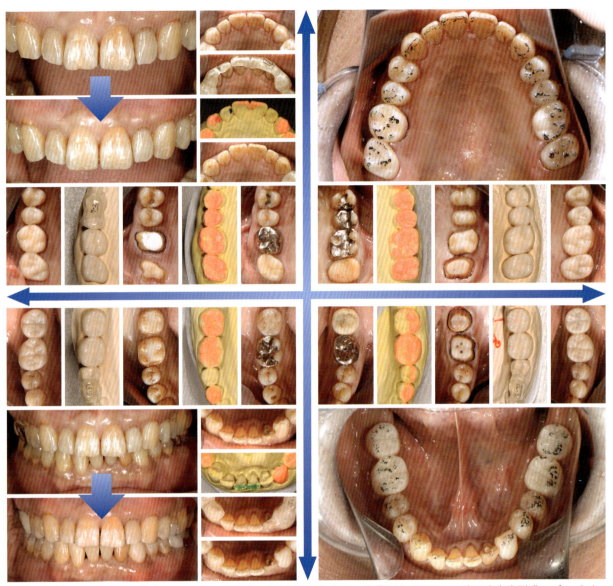

図⑮ 中央から、処置前口腔内→ワックスアップ→すでに補綴や大きい修復がなされていた歯の支台歯形成→プロビジョナルレストレーションとレジンビルドアップ部キャップの作製→装着時口腔内の順に配列。左上写真は前歯部処置前と処置後。左下写真は正面観処置前と処置後（正中が一致したのがわかる）。右側の上下写真は、処置後の咬合面観（均一な咬合接触点を考慮した）

含まない材料（テンプスマート：ジーシー）のプロビジョナルレストレーションを技工サイドで作製し、未形成歯部はレジン築造用のキャップとして作製しておいてもらい、口腔内にてフロアブルタイプのコンポジットレジンをワセリンの塗布されたキャップに直接流し込んで圧接し、これをプロビジョナルレストレーションとした。

その後、臼歯部がしっかり咬合するまで早期接触部の咬合調整をしている。このような流れでワックスアップの形態を口腔内に再現していった（図15）。その際の咬合採得は、CRの位置でアンテリアジグを作製し、クロスマウントプロシージャー[5]として片側ずつ形成しながらバイトをとることで、誤差を最小限に留めている（図16）。

その後、再評価にて3ヵ月間経過観察を行い、コンポジットのウエアやチッピングが起きていな

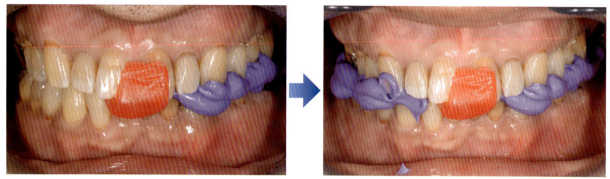

図⓰ CRの位置でアンテリアジグを作成し、クロスマウントプロシージャーとして片側ずつ形成しながらバイトをとることで、誤差を最小限に留めた

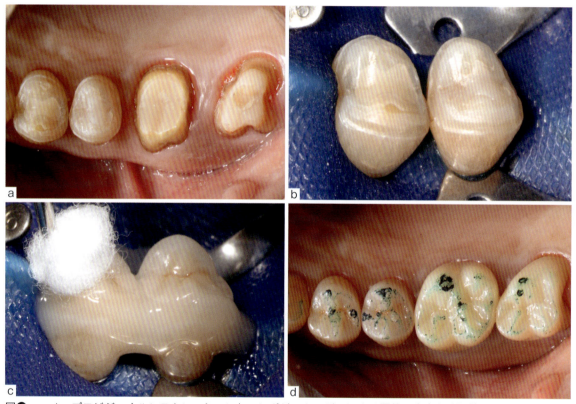

図⓱ a～d プロビジョナルレストレーションとコンポジットレジンによる顎位の安定を確認後、そのICPにて最小限の削除量で最終補綴に移行した

いこと、顎関節にも問題がないことを確認後、そこから逆算し、臼歯部から順にビルドアップ部の最終支台歯形成をプレスセラミックの形成量[7]に準じて形成、接着のルールに則ってパートごとにセット[8]、クラウン部はジルコニアを用いて最終補綴に移行した（図17）。

最後に、前歯部も同じ手順にて最小限の形成でプレスセラミックのベニアをセットした（図18～21）。

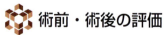

術前・術後の評価

本症例の初診時と術後の咬みしめた状態での顔貌を見比べると、左側の咬筋の張りが改善され、口角の左上がりがなくなったように思われる。患者は治療前に比べて、「咬みやすい」、「食いしばりがあきらかに減った」、「最近は顎や歯が痛むこ

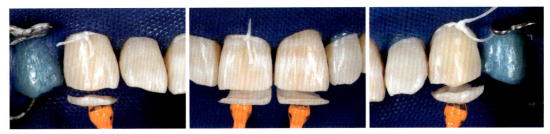

図⓲ 前歯部にプレスセラミックのベニアをセット

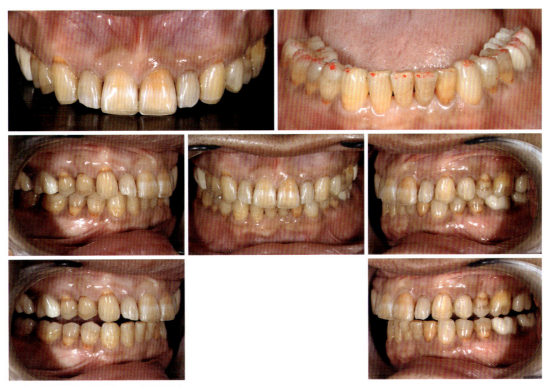

図⓳ 最終補綴装着後の口腔内写真

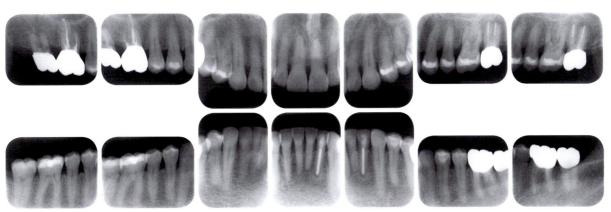

図⓴ 最終補綴装着後のデンタルX線写真

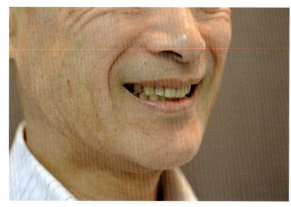

図㉑ 総合的に評価して治療を進めた結果として、術後のスマイルラインと歯の関係は、ほぼ適正に位置している

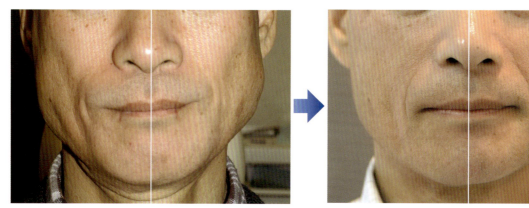

図㉒ 臼歯部を修復によって盛り足しているにもかかわらず、咬合高径は決して高くなっていない

とはない」と表現している。

また、臼歯部を修復によって盛り足しているにもかかわらず、咬合高径は決して高くなっていない（図22）。下顎位が回転しながら前方に位置し、左上がりの咬合平面がフラットに近づいたことが考察される。

矯正治療終了時と術後のスーパーインポーズ（術前・術後のCT画像重ね合わせ）では、骨を白色で表現された術前の下顎位から青色に表現された術後のはみ出した部分がみてとれる（図23白矢印）。これでは、術後で正面からみて時計回りに回転が生じ、オトガイ部から下顎歯列にかけては右側に変位し、下顎枝では左側に変位していることが考察された。

そのため、両側下顎窩内における下顎頭の位置も図24白矢印部に示す位置に空隙が生じ、バランスのよい位置となった。

【参考文献】
1）山﨑長郎（監），今井俊広，今井真弓，他：臨床咬合補綴治療の理論と実践．クインテッセンス出版，東京，2003．
2）Donald H. Enlow, David B. Harris: A study of the postnatal growth of the human mandible. Am. J. Orthod, 50: 25-50, 1964.
3）山﨑長郎（編著），他：咬合再構成 その理論と臨床 咬合と全身との調和．クインテッセンス出版，東京，2013．
4）土屋賢司：包括的治療戦略 修復治療成功のために．医歯薬出版，東京，2010．
5）桑田正博，茂野啓示（編）：Practical Occlusal Adjustment and Function 実践 咬合調整テクニック．医師薬出版，東京，2009．
6）北原信也（監著），西山英史（著），他：天然歯審美修復のセオリー 図解Q&A．クインテッセンス出版，東京，2017．
7）日高豊彦：プレスセラミックスの臨床．ヒョーロン・パブリッシャーズ，東京，2017．
8）大河雅之：デジタルデンティストリーに適応した低侵襲フルマウスリハビリテーション．QDT，42：32-62，2017．

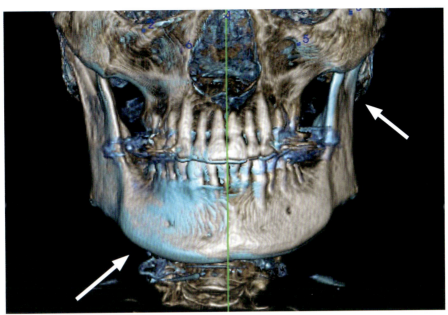

図㉓ 矯正治療終了時と術後のスーパーインポーズ。白い骨は矯正治療終了時。青い骨は最終補綴終了時

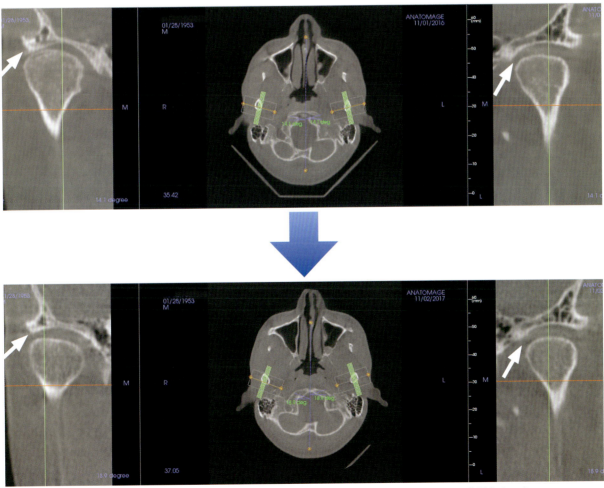

図㉔ 両側下顎窩内における下顎頭の位置も白矢印に示す位置に空隙が生じ、バランスのよい位置となった

3 包括治療における補綴・修復処置でのCBCT活用法

CTダブルスキャンを応用した
CAD/CAMデンチャーのデジタルリリーフ

高橋和也　Kazuya TAKAHASHI　　脇 拓也　Takuya WAKI
大久保力廣　Chikahiro OHKUBO
鶴見大学歯学部　有床義歯補綴学講座

　義歯床粘膜面へのリリーフは従来、作業用模型に厚さの規定された鉛箔やシートワックスを貼付することにより、アナログ的に行われていた。本項では、有床義歯治療におけるCBCT活用の1例として、咀嚼時の下唇と頬の痺れを有する患者に対し、CBCTのダブルスキャンテクニックを用いて、オトガイ孔上方部のデジタルリリーフを行った症例を報告する。

義歯製作でのCBCT応用

　通常、義歯治療では、フラビーガム、骨隆起、顎舌骨筋線、骨吸収不全部、ナイフエッジ状顎堤、抜歯窩、オトガイ孔、切歯乳頭などに対してリリーフが行われている。義歯床下の特定の場所への不適切な力や負担圧を取り除くために干渉腔を付与する目的で、薄いシートワックスや鉛箔（厚み：0.3〜0.5mm）を作業模型へ貼り付ける。それでもオトガイ孔以外の解剖学的構造は、実際の口腔内や模型上で部位や領域を特定しやすい[1]。また、粘膜の被圧変位量を鑑みながら、リリーフ量も決定できることから、臨床上も特段の困難さは指摘されていない。

　一方、オトガイ孔の位置特定は容易ではない。通常、オトガイ孔は歯槽頂と下顎骨下縁の間、第1小臼歯と第2小臼歯の間の下顎骨外側の表面に位置している[2]。しかしながら、顎堤吸収が著しい場合には、オトガイ孔は歯槽頂上もしくはその周辺に位置することもある。このような症例では、義歯床からの咬合圧による局所的な神経の刺激や血管の圧迫を避けるため、オトガイ孔上を適切にリリーフしなければならない。Grantら[3]は、オトガイ孔のリリーフエリアは、触診によりみつけることができると述べているが、実際の口腔内では、触診のみで正確なオトガイ孔の位置を特定することは極めて困難である。

　近年、IT技術の飛躍的な進歩の恩恵を受け、インプラントのプランニングや、補綴装置のCAD/CAM製作が行われるようなってきた。デジタル技術を利用した全部床義歯製作では、3Dプリントやミリング加工により重合変形を除くことができるため、従来型よりも良好な適合性と高い物性の義歯を提供できる。

　以下に、2つのCTイメージを重ね合わせることにより、正確なオトガイ孔の位置を特定し、同部を適切にリリーフすることで疼痛の発現を回避したCAD/CAMデンチャー症例を紹介する。

症例

　患者は74歳、女性。咀嚼時の頬と口唇の痺れを主訴に2015年4月、本学に紹介来院された。上顎は無歯顎、下顎は3前歯が残根状態であり、臼歯部は高度な顎堤吸収を伴っている（図1、2）。患者は約7年前に製作した上顎全部床義歯、下顎オーバーデンチャーを装着しており、約3年前にも新たに義歯を製作したが、ほとんど使用することができなかった。

　使用中の義歯は維持安定不良であり、咀嚼困難を訴えていた。加えて、食事開始からおよそ5分

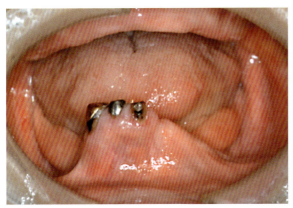

図❶ 初診時の口腔内写真。下顎は3前歯が残根状態であり、臼歯部は高度に吸収している。上顎は無歯顎

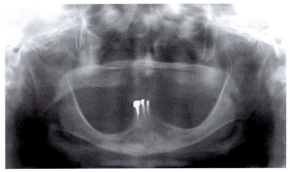

図❷ 初診時のパノラマX線写真。下顎両側の臼歯部顎堤は高度な吸収が認められ、オトガイ孔は顎堤頂上に位置している

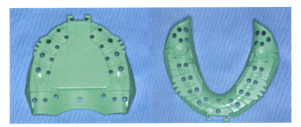

図❸ DENTCA トレー（DENTCA, Inc.）。大臼歯相当部で印象の前方部と後方部で分割できる

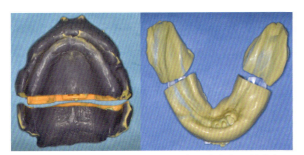

図❺ DENTCA トレーを用いた印象を後方部と前方部に分割

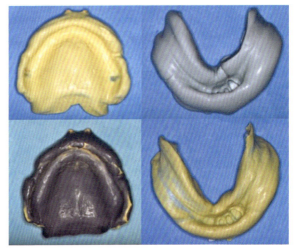

図❹ DENTCA トレーを用いた精密印象

経過すると、両側の頰および口唇部に痺れが発現することから、義歯の新製を強く望まれた。しかしながら、患者は遠方に在住のため、本学まで空路による通院となることから、最小の来院回数での義歯製作を希望した。そこで、新製する義歯はDENTCA システム（DENTCA, Inc.）を用いて最少の来院回数で製作することとした。

1回目の来院時には、DENTCA トレー（DENTCA, Inc.）とシリコーン印象材（エクザファイン、ジーシー）を使用し、上顎はハードタイプとミディアムタイプ、下顎はパテタイプとハードタイプにより印象採得を行った（図3、4）。

DENTCA トレーは、大臼歯相当部にて印象の前方部と後方部を分割できる仕組みになっており、印象採得後、印象材に切れ込みを入れ、分割した（図5）。DENTCA トレー専用のスクリュー式スタイラスをトレー中央に装着し、スクリュー操作により咬合高径の調整を行い、垂直的顎間関係を決定した。その後、通法どおりにゴシックアーチ描記を実施し、水平的顎位を決定した（図6、7）。

上下顎の印象をスキャン後、得られた形状データを、DENTCA デジタルデザインシステム上で集積された膨大な無歯顎症例データの統計学的情報と、印象から得られた解剖学的情報から分析し、リップサポートや前歯部人工歯の大きさを決定し、バーチャル空間にて人工歯排列と歯肉形成を行い、上下顎義歯のデジタルデザインを完成した（図8）。

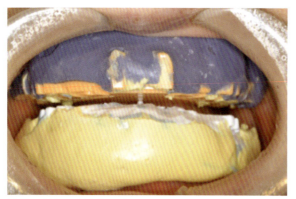

図❻　印象の前方部を用いたゴシックアーチ描記と垂直的顎間関係の記録

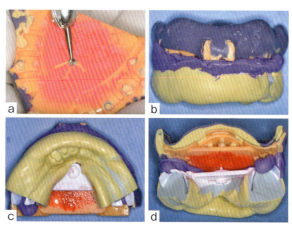

図❼　咬合採得時。a：ゴシックアーチ描記後、アペックスに1mmのラウンドバーにて0.5mm程度の小孔を付与。b～d：スタイラス先端を嵌め込ませた状態でバイト材を流し込み、上下顎の顎間関係を記録

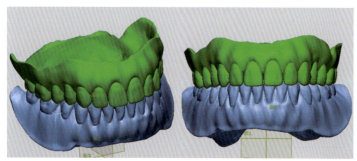

図❽　DENTCAデジタルデザインシステム上でのデンチャーの設計

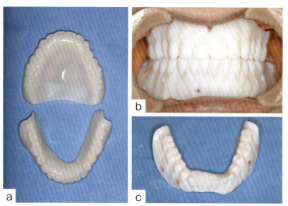

図❾　a：完成したトライインデンチャー。b：トライインデンチャーの試適状態。c：8つのリファレンスポイントを付与

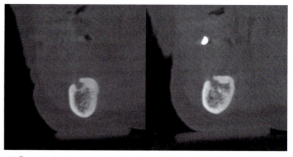

図❿　左右のオトガイ孔部のCT像。顎堤頂上付近にオトガイ孔の開口部が認められる

2回目の来院時には、3Dプリントした上下顎のトライインデンチャーを、患者の口腔内に試適した（図9）。その後、ガッタパーチャポイントを用いて8つのリファレンスポイントをトライインデンチャーの唇頬側の表面上に付与、ラジオグラフィックガイドとして、トライインデンチャー単体と装着状態をCT撮影した（図10）。

2つのCT撮影から得られたDICOMデータを、専用ソフトにて白黒閾値から輪郭を読み込み、STLデータに変換した（図11、12）。その後、トライインデンチャーと解剖学的骨形態のリファレンスポイントを抽出し、正確な位置でスーパーインポーズした（図13、14）。モニター上で下顎義歯粘膜面に対し、下顎歯槽頂付近のオトガイ孔上を直径5mm、深さ0.8mmの円形にデジタルリリーフを行った（図15～17）。

最終的に義歯データをマシニングセンタへ転送

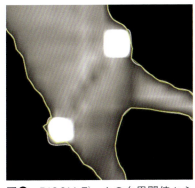

図⓫ DICOMデータの白黒閾値から輪郭部を読み込む。黄色：抽出された輪郭

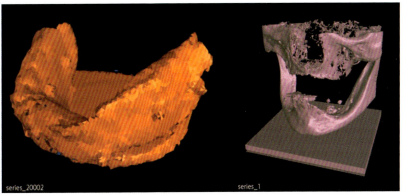

図⓬ CT画像から読み込んだ輪郭部をSTLデータへ変換。左：トライインデンチャー単体のSTL。右：トライインデンチャー装着状態の解剖学的骨形態のSTL

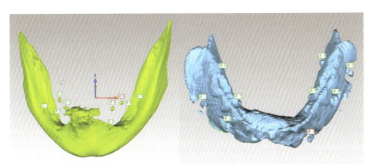

図⓭ 上下顎のデジタルデータと抽出したリファレンスポイントデータ

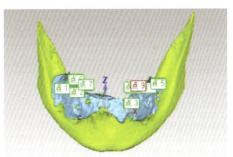

図⓮ 2つのSTLデータをリファレンスポイントにてスーパーインポーズした

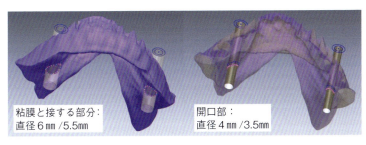

粘膜と接する部分：直径6mm/5.5mm　開口部：直径4mm/3.5mm

図⓯ 解剖学的骨形態のオトガイ孔の位置と大きさから、リリーフ部位を義歯基底面に円形に投影

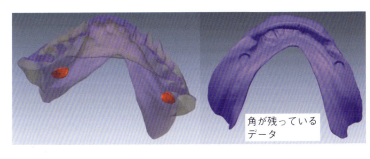

角が残っているデータ

図⓰ 高さ0.8mmとなる円錐台としてくり抜く

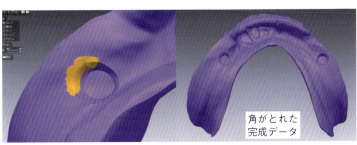

角がとれた完成データ

図⓱ デジタルリリーフ部の角をブラシ機能でなだらかにして完成

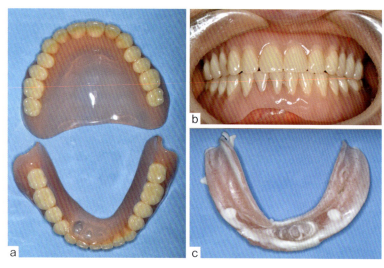

図⑱ a：完成したCAD/CAMデンチャー（Whole you、Nexteeth™）。b：義歯の装着、c：義歯の適合試験

し、アクリルレジンブロック（三井化学）から上下顎の義歯床を削り出した。その後、既製の人工歯を接着して研磨を行い、CAD/CAMデンチャー（Whole you、Nexteeth™）を完成させた（図18）。

3回目の来院時に、新義歯を装着した。図19のように、左右のオトガイ孔相当部に十分なリリーフが行われていることを検証し、咬合時にも痺れや疼痛が発現しないことを確認した。新義歯装着から3日後、6ヵ月後の患者満足度アンケート結果から、旧義歯と比較して、すべての項目においてあきらかな改善が認められた（図20）。

DENTCAシステムによる義歯製作

従来の検査法や治療術式のみでは、下口唇の痺れを伴い咀嚼障害を有する本症例への対応は困難であり、CTによる義歯とオトガイ孔の位置関係を精査し治療計画を検討する必要がある。

本症例では、限られた来院回数での治療を希望されたため、DENTCAシステムを用いて新義歯の設計、製作を行った。本システムでは、既製のDENTCAトレーを用いて、印象採得と咬合採得を1回の診療で実施する。トライインデンチャーによる試適の工程をスキップすれば、新義歯を最短2回の来院回数で製作することができる。本症例においては、正確なオトガイ孔の位置を特定するために、トライインデンチャーを用いたCBCTのダブルスキャンを行ったことから、3回の来院が必要になった。Rapid Prototyping（RP）により製作されたトライインデンチャーは、人工歯と義歯床が一体の白色であるため、チェアーサイドにて人工歯排列の微調整はできない。修正が必要な場合には、オーダーシートにて指示することになる。また、咬合関係に狂いがあれば、チェックバイトを採得することになる。今回は人工歯排列や咬合に問題がなかったために、リファレンスポイントを付与してCT撮影を行った。

デジタルリリーフの利点と欠点

従来の鉛箔やシートワックスを用いたリリーフ法と比較して、今回のCTダブルスキャンを用いたデジタルリリーフの利点としては、①精確にオトガイ孔上をリリーフできる、②術者の経験に影響されない、③リリーフ量の調整や移行部の処理が容易、④顎骨の形状データを記録して保存できるなどが挙げられる。

一方で欠点としては、①放射線被曝がある、②リファレンスポイントを付与したラジオグラフィックガイドを準備しなければならない、③金属修復物が周囲にあるとアーチファクトによりCTイメージが乱れる可能性がある、④来院回数が増える等が挙げられる。放射線被曝に関しては、患者が高齢者である場合が多く、インプラント治

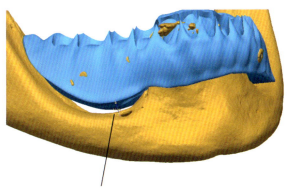

図⓳　DENTCAデジタルデザインシステムを用いて、正確なオトガイ孔上をデジタルリリーフ

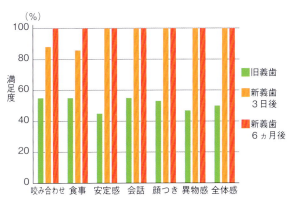

図⓴　旧義歯使用時、新義歯装着3日後、新義歯装着6ヵ月後の患者満足度アンケート（VAS評価）

療と同様にやむを得ない検査とも考えられる。

　本法で行ったように、CBCTからの支台歯や顎骨データとCAE（Computer aided engineering）技術を併用し組み合わせることで、デジタルリリーフだけではなく、印象時の選択的加圧量の調整、台座となる顎骨との位置関係から力学的に最も適切な人工歯排列位置が決定できるなど、完成度の高い全部床義歯の製作も可能となる。

CAD/CAMデンチャーの今後

　近年の補綴治療において、CAD/CAM技術は固定性補綴装置やインプラントの上部構造だけでなく、義歯製作にも応用されるようになってきた。一方で、超高齢社会が進展し、可撤性義歯の需要はさらに拡大することが予想される。そのためにも新材料や新技術の開発は必須と考えられ、以下の項目をさらに発展させることにより、CAD/CAMデンチャーは今後さらに進化することが期待される。

1. 正確なデンチャーデザインと従来の技工操作による誤差を低減し、内部欠陥をなくすことで義歯床の適合精度の向上、品質の改善および均一化に大きく寄与する。
2. 義歯データを集積し、保存することにより、複製や再製作が極めて容易となり、大規模な症例の記録、予知性の検討や臨床経験の可視化と評価が可能になるとともに、自動設計ソフトウェアの開発および設計アルゴリズムの精度向上、最適な形態の推定や検証にも繋がる。
3. 既製の人工歯ではなく、患者個人の顎運動に調和した人工歯を加工することができる。
4. デジタル技術を用いたコミュニケーションが促進されることで、チェアーサイドでの患者説明、効率的な学生教育に役立てることができる。

　オトガイ孔の開口部を、粘膜上からの触診で的確に同定することは容易ではない。本テクニックを用いることで、高い精度でオトガイ孔の正確な位置、範囲、リリーフ量の特定が可能となる。

　今後は他の解剖学的部位に対しても、粘膜の厚径を加味したデジタルリリーフや、選択的加圧形状データの採得の検討を続ける所存である。

【参考文献】

1） Watt DM, MacGregor AR: Designing Complete Dentures (7ed). Bristol, Wright, 1986: 71-72.
2） Zarb GA, Bolender CB: Prosthodontic Treatment for Edentulous Patients, Complete Dentures and Implant-Supported Prostheses (12ed). St Louis, Mosby, 2004: 109-110.
3） Grant AA, Heath JR, MaCord JF: Complete Prosthodontics Problems, Diagnosis and Management. Prescott, AZ, Wolfe, 1994: 70-72.
4） Tardieu PB, Rosenfeld AL: The Art of Computer-Guided Implantology. Hanover Park, IL, Quintessence, 2009: 5-20.
5） Lin WS, Harris BT, Zandinejad A, et al.: Use of digital data acquisition and CAD/CAM technology for the fabrication of a fixed complete dental prosthesis on dental implants. J Prosthet Dent, 111: 1-5, 2014.
6） Ohkubo C, Park EJ, Kim TH et al.: Digital Relief of the mental foramen for a CAD/CAM - fabricated mandibular denture. J Prosthodont [EPub ahead of print], 2016.

CT画像を活用した診断&施術

デジタルが可能にする コンピュータガイデッドサージェリー

千葉豊和　Toyokazu CHIBA
北海道・千葉歯科クリニック

現在、CBCTは歯科医療全般に臨床応用され、その有効性は歯内療法をはじめ歯周治療、インプラント治療を含めたすべての外科治療、さらに最近では矯正治療、補綴、咬合治療における診査・診断、術前・術後の確認ツールとして不可欠な情報となってきている。とくにインプラント治療においては、さまざまな治療オプションの追加によって、患者の要求も高くなってきていることから、CBCTの活用で術前に適切なインプラントポジションへの埋入シミュレーションを行うことが治療の良否を決定する重要な要素となっている。さらに今日では、審美的要求への対応のみならず、最小限の外科的侵襲、治療期間の短縮（早期負荷、即時荷重）が課題となってきていることも事実である。そこで急速に発展しているのが、コンピュータ支援によるプランニングならびにインプラント埋入のためのサージカルガイドプランニングや作製を行う、いわゆるコンピュータガイデッドサージェリーである。

コンピュータガイデッドサージェリーの目的

さまざまな考え方が存在するが、現在のインプラント治療は生体構造力学的問題を考慮に入れ、審美的に良好な結果を得るための補綴主導型（restorative driven）で行われるのが理想と考えられている。そのためには、最終上部構造を考慮したうえでの近遠心、頬舌的、深度、角度など3次元的顎骨形態を事前に十分把握し、補綴形態のイメージから逆算したインプラント埋入ポジションの決定を行うプランニングが必要であり、それどおりに外科処置を行えるかどうかが、治療結果の良否を大きく左右する。加えて、最小の外科的侵襲、治療期間短縮という患者のQOLの向上も、われわれ術者側における考慮事項となってきている。

このことからも、コンピュータガイデッドサージェリーは、CBCTから得られた情報により、的確な診査・診断、最終補綴のイメージから立案した埋入ポジションのシミュレーション、そのシミュレーションを行った位置への埋入を必要最小限の外科侵襲で的確に行うことが目的となる。

数あるソフトのなかでも、いま最も一般的に応用されてきているのが、CBCTデータとデスクトップスキャナーによるスタディモデルのスキャニングデータとの重ね合わせによってプランニングを行うシステムである。これにより、CBCTで得られる情報だけでなく、スタディモデルスキャンデータで得られる残存歯、口腔粘膜の情報を把握したうえで、欠損部位の確認を行うことができる。

また、最終上部構造をソフトウェア上でのバーチャルワックスアップでのプランニング、もしくは模型上でワックスアップしたスキャンデータ上でCBCTデータと重ね合わせられるため、より最終上部構造をイメージしたうえで、インプラントポジションのプランニングを行うことができる。

加えて最近では、スタディモデルスキャンデータに代わり、直接口腔内を口腔内スキャナーでデ

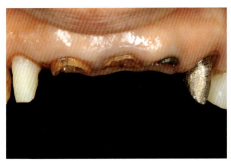
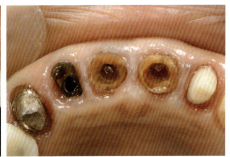

図❶、❷　抜歯前の口腔内所見

ジタルデータとして取り込み、CBCTデータと重ね合わせてプランニングを行うソフトウェアが出始めている。CBCTデータによる硬組織の情報はもとより、口腔内スキャンデータはスタディモデルスキャンデータで得られた情報より、より精密な軟組織ならびに残存歯の状態をデジタルデータで再現でき、そのデータ上でプランニングを行うことから、正確性、便宜性において優れているという利点を有している。

さらに状況によっては、ソフトウェア上で最終アバットメント、テンポラリークラウン等を同時に設計、作製することが可能であり、即時荷重の適応症例においては埋入と同時に接続できる。

本項では、この口腔内スキャナーのスキャンデータとCBCTデータのマッチングで、インプラントポジションの決定、サージカルガイドの作製を行い、抜歯即時埋入と同時にアバットメント接続、プロビジョナルレストレーションの装着を行った症例を提示し、解説したいと思う。

症例を通したシステムの解説

患者は40代・女性。1|1 2の歯根破折が認められ、抜歯を余儀なくされた状況であった（図1、2）。全身状態は良好で、顎機能、口腔内の状況において特記すべき事項はない。患者本人の強い希望として、できるだけ治療期間を短くしてほしいとのことであった。

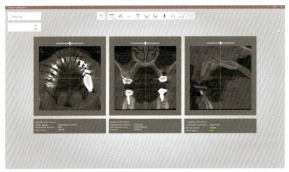

図❸　CBCTデータをソフトウェア上に載せ、冠状断、軸位断、矢状断それぞれ位置関係の確認を行う

本症例の術前診査、ガイド作製までの流れとしては、まずソフトウェア上でCBCTデータと口腔内スキャナーのスキャンデータとのマッチングを行った（図3〜6）。その後、口腔内スキャンデータ上で最終上部構造のデジタルワックスアップ、そのワックスアップ上で想定されるインプラントポジションのシミュレーションを行っている（図7〜12）。詳細なインプラントポジション決定後、そのポジションに沿ったサージカルガイドのプランニング、作製を行った（図13〜15）。

さらに本症例は抜歯即時埋入、GBRと同時に即時負荷を計画したことから、同じプランニングデータを用いて最終アバットメントならびにプロビジョナルレストレーションのプランニング、作製を行い（図16〜20）、術前の段階でサージカルガイド、ジルコニアアバットメント、プロビジョナルレストレーションを準備したうえでオペに臨んだ（図21〜29）。

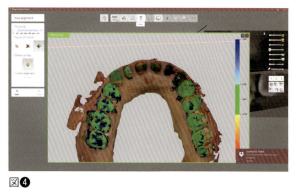

図❹

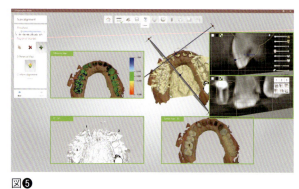

図❺

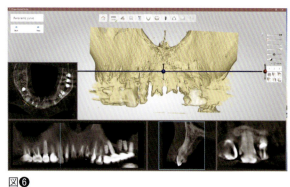

図❻

図❹〜❻　口腔内スキャンデータとCBCTデータを残存歯の状況を基準として、それぞれの位置関係を確認しながらマッチングを行い、2つのデータの重ね合わせを行う

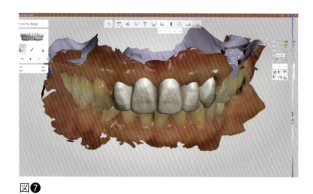

図❼

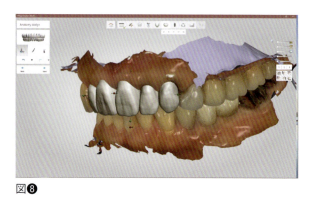

図❽

図❾

図❼〜❾　抜歯予定部位とその他の支台歯の部位をCAD上でデジタルワックスアップを行い、最終修復物のイメージングを行う

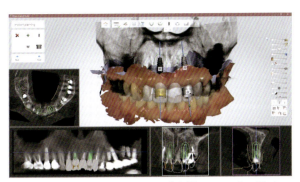

図⓾ デジタルワックスアップを行っている口腔内スキャンデータとCBCTデータの重ね合わせにより、インプラントポジションのプランニングを行う

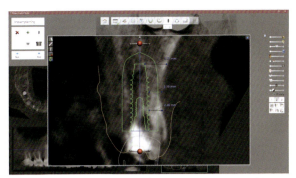

図⓫ 矢状断からみたインプラントポジションの確認

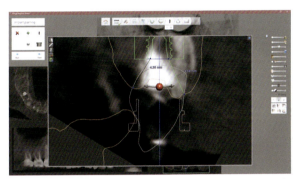

図⓬ 想定される上部構造形態をシミュレーションしながら、適正なインプラントポジションの決定を行う

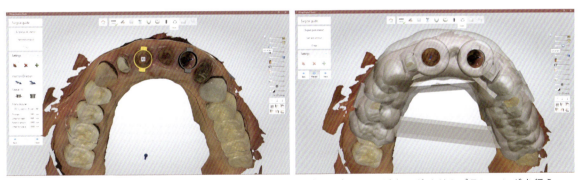

図⓭、⓮ インプラントポジション決定後、口腔内スキャンデータ上でサージカルガイドのプランニングを行う

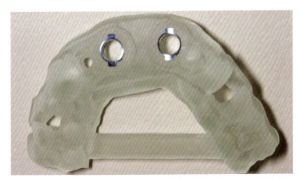

図⓯ 3Dプリンタにより作製されたサージカルガイド

5 デジタルが可能にするコンピュータガイデッドサージェリー 163

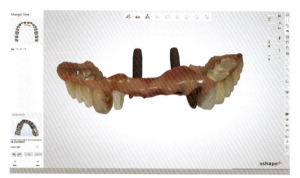

図⓰

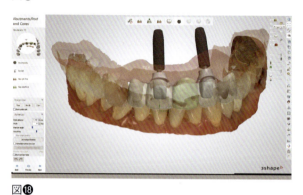

図⓱

図⓲

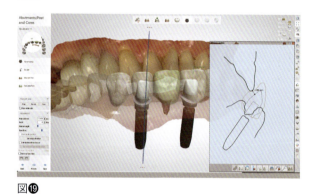

図⓳

図⓰〜⓳　同じデジタルデータを用いてアバットメント、プロビジョナルレストレーションのプランニング、作製を行うことが可能である。これによって埋入時に最終アバットメント、プロビジョナルレストレーションの設計、作製を行うことができ、埋入直後に装着までもが可能となる

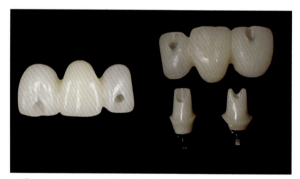

図⓴　埋入オペ前段階で作製されたジルコニアアバットメントとプロビジョナルレストレーション

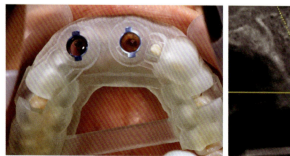
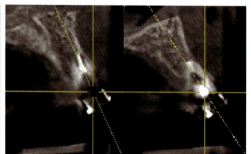

図㉑、㉒　サージカルガイドの口腔内試適を行った状態でCBCTの撮影を行い、スリーブと骨の関係が適正であるかの確認を行う

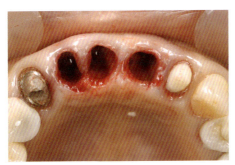

図❷ 周囲骨を損傷することがないように慎重に抜歯を行う

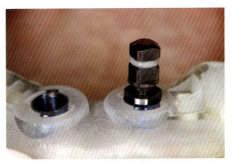

図❷ サージカルガイドに沿って慎重にインプラントの埋入を行う

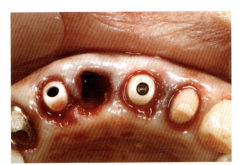

図❷ インプラント埋入・GBRを行うと同時にジルコニアアバットメントを装着

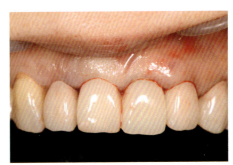

図❷ ジルコニアアバットメント装着後、事前に作製しておいたプロビジョナルレストレーションを装着してオペを終了している

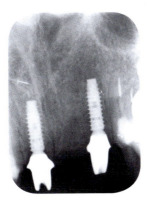

図❷ オペ終了時のX線写真所見

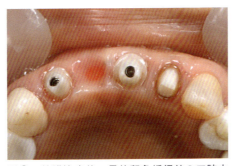

図❷ 粘膜治癒後、最終印象採得前の口腔内の状態

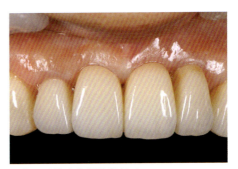

図❷ 最終上部構造装着時

　今回紹介したガイデッドサージェリーが一般化することにより、これまで目標であった外科的侵襲の最小化、治療期間の短縮に対しても有効であることがあきらかであり、今後インプラント治療におけるプロトコールを大きく変えていく可能性がある。

　しかしながら、インプラント埋入と同時に上部構造を接続するということは、ガイデッドサージェリーにおける埋入精度をいかに上げるかが重要なポイントとなる。その点を考えると簡便化は図れるものの、最終的な正確性、精密性という側面については、まだ追求する余地があると感じることも事実である。

　今後、いままで行ってきているアナログとデジタルに対するそれぞれの利点、欠点を対比しながら臨床的評価を行うことが、これから臨床的プロトコールを作っていくうえで重要であると考える。

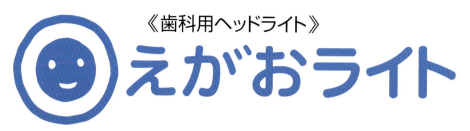
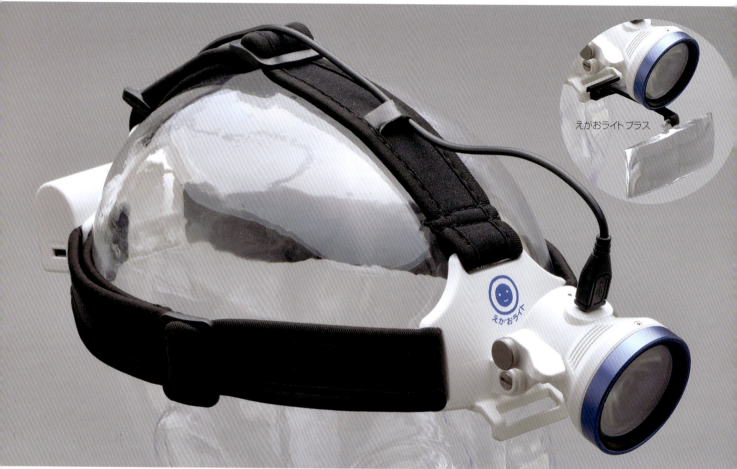

自然光に近く、口腔内を均一に照らすプロギア。

● 一般的な白色LEDライトの演色性Ra60〜70に対し、太陽光のRa100に迫る「Ra95/色温度5000K」という自然で正確な光を実現しました。● 左右どちらの手でもON/OFFできる両側スイッチ、グローブをしたままでも操作しやすい大きめの3段階調光レバー、仰角範囲が広い照射ヘッド等々の使いやすい機能を数多く搭載。● ルーペ付きの「えがおライト プラス」も、2種ラインアップしました。● 最大照度で5時間も持続するリチウムイオンバッテリーは、付属のUSB-ACアダプターだけでなくPCのUSBポートやモバイルバッテリーからも充電可能です。● 訪問診療に、学校検診に、チェアサイドや技工所でのシェード確認に、一台あればなにかと便利な「えがおライト」です。

えがおライト: 39,800円（付属品一式付き、税別標準価格）
えがおライトプラス: 48,000円（1.7倍または2.5倍ルーペ・付属品一式付き、税別標準価格）
リチウムイオンバッテリー: 6,300円（別売品、税別標準価格）
パイル地ヘッドベルト: 2,900円（別売品、税別標準価格）

● 額帯灯　● 一般医療機器　● 医療機器届出番号13B2X10030000006/13B2X10030000007（えがおライト プラス）　● 特許出願中

●パイル地ヘッドベルト
吸水性に優れ、洗濯が可能です。
お客様が簡単に交換できます。

発売元　株式会社デントロニクス
〒169-0075 東京都新宿区高田馬場1-30-15　TEL(03)3209-7121　FAX(03)3232-6764
製造販売元　株式会社デントロケミカル（製造販売業13B2X10030）〒198-0023 東京都青梅市今井3-2-12　TEL(0428)30-7450

www.dentronics.co.jp

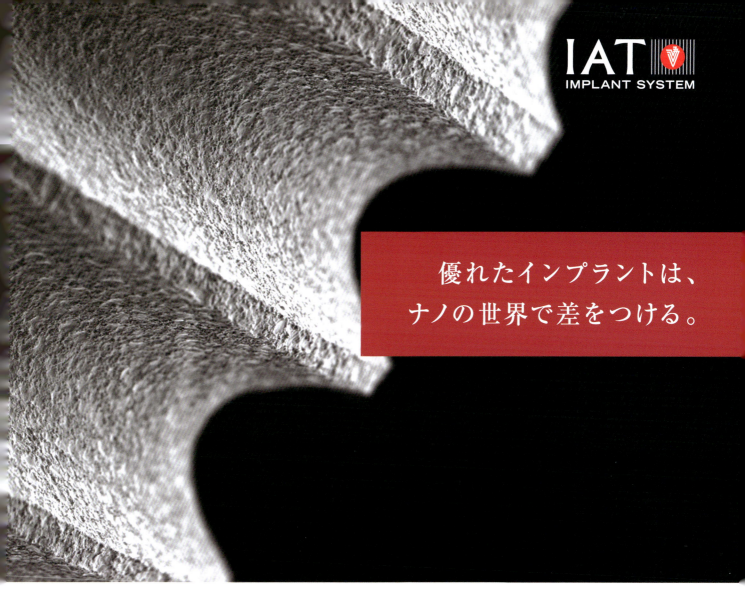

優れたインプラントは、ナノの世界で差をつける。

独自のワイヤ放電加工による表面処理で、優れた骨再生、初期固定性を実現した純国産インプラント IAT EXA〈アイ・エイ・ティー・エグザ〉

IAT EXAは、日本ピストンリングがお届けする純国産のインプラントシステム。日本ピストンリングは、自動車エンジンのピストンリングをはじめとした部品メーカーとして、その高い技術力が世界的に評価されるグローバル企業であり、IAT EXAインプラントの中にも、常に世界基準の品質を目指して挑戦するモノづくりの哲学が息づいています。独自のワイヤ放電加工による表面加工の研究は、昭和大学歯学部の歯科保存学講座歯科理工学部門で1984年からはじまり、実に20年にわたる基礎研究、臨床試験、開発工程を経てIAT EXAとして結実しました。骨再生に優れ、初期固定性もよく、施術の際の操作性にも配慮したIAT EXAは、純国産ならではの高いコストパフォーマンスで、これからのニッポンのインプラント治療の有効な選択肢の一つとなるはずです。

〈IAT EXAの優れた特長〉

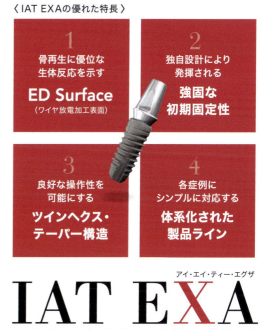

1. 骨再生に優位な生体反応を示す **ED Surface**（ワイヤ放電加工表面）
2. 独自設計により発揮される **強固な初期固定性**
3. 良好な操作性を可能にする **ツインヘクス・テーパー構造**
4. 各症例にシンプルに対応する **体系化された製品ライン**

IAT EXA
IMPLANT SYSTEM
〈アイ・エイ・ティー・エグザ〉

製造販売元
日本ピストンリング株式会社
新製品事業推進部　インプラントグループ

〒329-0114 栃木県下都賀郡野木町野木1111 Medical Device Center
☎ 0120-677-344　FAX 0280-33-3676
http://www.npr.co.jp/

聞くに聞けない歯周病治療100

たちまち増刷!!

"いまさら"の疑問をスピード解決!

【総監修】若林健史　【監修】小方頼昌　【編集委員】鎌田征之　稲垣伸彦

「聞かぬは一生の恥」
とならないための
全100項目を解説!!

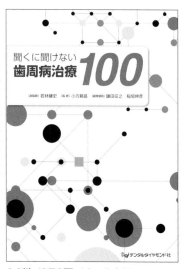

A4判／176頁／オールカラー
定価（8,500円＋税）

医療従事者が「わかっているふり」をして診療にあたっていては、患者を快方に向かわせるどころか、病態の悪化、あるいは新たな医原性のトラブルを惹起する事態にもなりかねない。本書は、歯科疾患のなかでとりわけ罹患率の高い歯周病を取り上げ、いまさら知らない、教えてほしいとはなかなかいえない初歩的なことから全身疾患との関連などの応用まで、多岐にわたる100項目を端的にまとめて解説!
歯科医師にも歯科衛生士にもうれしい一冊!

株式会社デンタルダイヤモンド社
〒113-0033　東京都文京区本郷3丁目2番15号
TEL 03-6801-5810(代) / FAX 03-6801-5009
URL：https://www.dental-diamond.co.jp/

歯科臨床ビジュアライズ
教科書にはない臨床家の本道

"補綴篇" "保存・難症例篇"

阿部 修 東京都・平和歯科医院

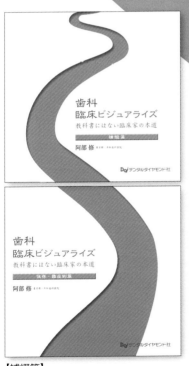

【補綴篇】
A4判変型／144頁／オールカラー
【保存・難症例篇】
A4判変型／136頁／オールカラー
各冊・定価(7,000円+税)

真に進むべき道なき道を歩む
"臨床家の手仕事"を、
豊富な写真で魅せる
歯科臨床 Picture Book！
"補綴篇""保存・難症例篇"
2冊同時発刊！！

歯内療法のイメージが定着している著者は、あくまでも総合診療医という立場から歯内療法の質を高めるためにできることを探り、検証してきたという。そして、う蝕や歯周病、クラウン・ブリッジから総義歯、小矯正から口腔外科治療に至るまで、あらゆる治療を日々行っていることを常々強調している。いま最も注目されている臨床家・阿部 修の手仕事を、「補綴」「保存」「難症例」の切り口から豊富な写真で展開する臨床ピクチャーブック！

デンタルダイヤモンド社

● 編集委員略歴

JN16524

日髙豊彦（ひだか とよひこ）

1982 年	鶴見大学歯学部卒業
1986 年	日髙歯科クリニック開設
2006 年	鶴見大学歯学部臨床教授
2011 年	東京医科歯科大学非常勤講師

歯学博士
日本顎咬合学会・指導医
日本口腔インプラント学会・専門医
日本臨床歯科医学会理事・指導医
東京 SJCD 顧問
OJ 常任理事

新井嘉則（あらい よしのり）

1984 年	日本大学歯学部卒業
1988 年	日本大学歯学部大学院修了
1995 年	パノラマ発祥の地フィンランドに約 1 年間留学
1997 年	歯科用に最適化された実用的な 3 次元 CT を設計製作し、世界で初めて臨床応用に成功
2002 年	松本歯科大学　歯科放射線学講座助教授
2004 年	松本歯科大学大学院　硬組織疾患制御再建学講座教授
2007 年	松本歯科大学客員教授
2008 年	日本大学歯学部特任教授

日本歯科放射線学会・理事・指導医・専門医

寺内吉継（てらうち よしつぐ）

1992 年	日本大学歯学部卒業
1994 年	東京医科歯科大学歯学部　歯科保存学第三講座研修医修了
2007 年	東京医科歯科大学歯大学院医歯学総合研究科　口腔機能再構築学系摂食機能保存学講座　歯髄生物学分野（歯髄生物学分野）博士課程卒業

医療法人社団インテリデント CT ＆米国式根管治療センター理事長
東京医科歯科大学非常勤講師
日本顕微鏡歯科学会・指導医
American Association of Endodontists 認定講師

DENTAL DIAMOND 増刊号

いまこそ学ぼうCBCT
読像・診断のマスターガイド

発 行 日──2018 年 4 月 1 日　通巻第 632 号
編 集 委 員──日髙豊彦｜新井嘉則｜寺内吉継
発 行 人──濵野 優
発 行 所──株式会社デンタルダイヤモンド社
　　　　　　〒 113-0033
　　　　　　東京都文京区本郷 3-2-15　新興ビル
　　　　　　TEL　03-6801-5810 (代)
　　　　　　https://www.dental-diamond.co.jp/
　　　　　　振替口座　00160-3-10768
印 刷 所──株式会社エス・ケイ・ジェイ

・本書の複製権・翻訳権・上映権・譲渡権・公衆送信権（送信可能化権を含む）は㈱デンタルダイヤモンド社が保有します。
・<JCOPY> ㈳出版者著作権管理機構 委託出版物>
　本書の無断複写は著作権法上での例外を除き禁じられています。複写される場合は、そのつど事前に、㈳出版者著作権管理機構（電話 03-3513-6969、FAX 03-3513-6979、e-mail : info@jcopy.or.jp）の許諾を得てください。